VATER WERDEN FÜR BEGINNER

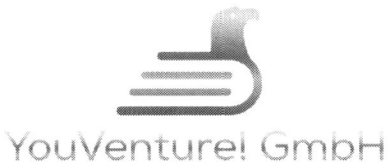

YouVenture! GmbH

INHALTSVERZEICHNIS

VATER WERDEN FÜR BEGINNER

Der große Papa Ratgeber
- Alles was werdende Väter über
Babys und Kinder wissen müssen

Von der Schwangerschaft
bis zum 2. Geburtstag!

Autor: Christian Behrendt

1. Auflage 2020

Vorwort

Für viele Männer ist es ein lang gehegter Traum, endlich seinen Nachkommen in den Armen halten zu können. Das eigene Fleisch und Blut, die Blaupause im Kleinformat, den Erben der eigenen Gene und selbstverständlich auch die der Mutter aufwachsen zu sehen, zählt zu den schönsten Erfahrungen, die ein Mann in seinem Leben nur machen kann. Das Glück, eine eigene Familie zu gründen, wird auch Ihnen bald zuteil. Entweder planen Sie Nachwuchs oder Ihr Kind wächst bereits im Mutterleib heran. Jedes Jahr werden in Deutschland knapp 800.000 Kinder geboren. Seit einigen Jahren steigen die Geburtenzahlen wieder an und die durchschnittliche Frau bekommt auch wieder mehr Kinder. Die Deutschen sind wieder gebärfreudiger, was sicher den für Familien optimalen Bedingungen hierzulande und unserem Wohlstand geschuldet ist. Auch die deutschen Arbeitgeber haben den Wert der Familie erkannt und insbesondere für Familienväter Verbesserungen geschaffen, um Familie und Beruf besser vereinen zu können.

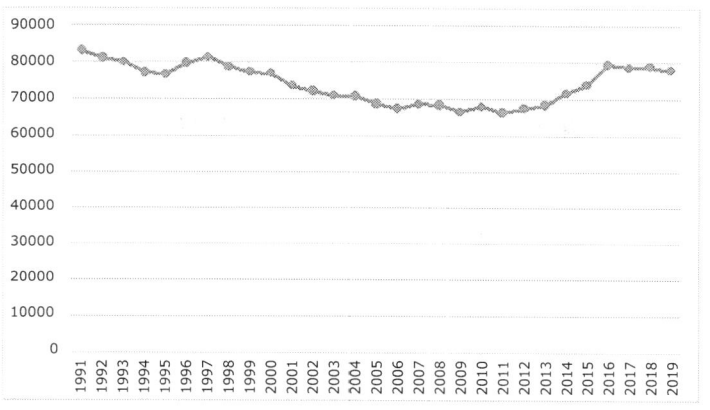

Abbildung: Anzahl der Geburten in Deutschland zwischen 1991 und 2019 im Zeitverlauf. (**Quelle:** Statista 2020)

Sicher ist die Entscheidung, eine eigene Familie gründen zu wollen, eine Entscheidung, die Ihr ganzes Leben prägen wird. Sie müssen Verantwortung übernehmen und für Ihre Kinder als Vater voll und ganz da sein, um Ihrer Rolle als Erziehungsberechtigter gerecht zu werden. Es wird Ihnen sicherlich einiges abverlangen, doch werden Sie die schönen Seiten des Familienlebens bald zu schätzen wissen und nicht mehr missen wollen.

Doch nicht immer klappt bei Geburten in Deutschland alles reibungslos. Manchmal wird das Kind ungewollt gezeugt oder kommt zur falschen Zeit. Immerhin ist heutzutage fast jedes dritte Kind unehelich, was jedoch nicht bedeutet, dass es sich nicht um ein Wunschkind handelt. Vor 20 Jahren war es noch jedes fünfte Kind, dessen Eltern nicht miteinander verheiratet waren. Hingegen ist die Zahl der Kinder, die in Deutschland zur Adoption freigegeben werden, in den letzten Jahren leicht rückläufig. Sie pendelt sich etwa bei 3.700 Fälle pro Jahr ein. Es besteht auch die Möglichkeit, das Neugeborene über die Babyklappe anonym abzugeben. Man nennt dies „vertrauliche Geburt". Etwa 100 Kinder werden auf diese Weise in Pflegefamilien vermittelt. Die Gründe sind hierfür vielfältig und individuell.

Auch ist das Kind im Mutterleib den Launen der Natur ausgesetzt. Nicht jedes Kind, das geboren wird, ist gesund. Es können im Verlauf der Schwangerschaft Komplikationen auftreten, sodass das Kind irreversible körperliche oder geistige Schäden davonträgt. Manchmal ist eine Behinderung auch schon in den Genen bestimmt. Eines von 200 Kindern kommt in Deutschland mit einer Schwerbehinderung zur Welt. Dieses Risiko muss Ihnen als werdende Eltern bewusst sein. Es wird in besonderer Weise auf Sie beide angewiesen sein.

Umso schöner ist es, wenn Sie beide für sich den Entschluss gefasst haben, Nachwuchs zu bekommen. Ich beglückwünsche Sie zu dieser Entscheidung und wünsche Ihnen für die vielfältigen Aufgaben, die das Vater-Sein mit sich bringt, gutes Gelingen und ganz viel Liebe für Ihre Familie. Das ist nicht selbstverständlich, denn immer mehr Paare entscheiden sich gegen eigene Kinder, um ein bequemes Leben führen und eigene Interessen voll und ganz verfolgen zu können. Außerdem rücken gerade auch bei jungen Frauen Karriere und Ideale, nicht zuletzt aufgrund der sozialen Medien, immer mehr in den Fokus. Doch das eine schließt das andere nicht aus. Sicherlich trägt die Entscheidung für ein Kind zu einer veränderten Lebensweise bei, die zwangsläufig die Einschränkung eigener Interessen erfordert, denn da ist nun ein Mensch, der auf das Elternpaar angewiesen ist, doch bedeutet Elternschaft nicht gleich die Aufgabe des bisherigen Lebensstils. Im Gegenteil: Vielmehr wird dieser um einen wertvollen Aspekt, nämlich das Familienleben, ergänzt.

Das gesellschaftliche Bild des Vaters und des Familienmannes generell hat sich dabei im Laufe der Zeit deutlich verändert. Vorbei sind die Jahre, in denen dem Mann als Familienoberhaupt die alleinige Ernährer-Rolle zukam, der seine Kinder kaum zu Gesicht bekam. So wuchsen beinahe ganze Generationen an „vaterlosen" Kindern heran. Der moderne Vater versteht sich vielmehr als „Kümmerer". Heutzutage ist der Superdaddy Verdiener und Familienmensch zugleich. Statistiken zeigen, dass immer mehr Männer mehr

Zeit mit ihrer Familie verbringen möchten. Dank der Möglichkeit der Elternzeit, die es auch für Väter gibt, wird ihnen der Wunsch erfüllt. Sie gehen liebevoll mit ihren Nachkommen um und sehen ihre Kinder viel aktiver aufwachsen. Dadurch stärkt sich die Beziehung zwischen Vater und Kind und ein vertrauensvoller Umgang bildet die neue Basis für väterliche Fürsorge und Liebe. Dieses neue Bild erfordert es, das berufliche und das private Leben in Einklang zu bringen. Für Männer ist das Vorankommen der Karriereleiter ebenso wichtig, wie für die Familie da zu sein. Die neue Vaterrolle ist anspruchsvoll und konfliktreich, doch finden viele Männer einen Mittelweg, um allen Erwartungen gerecht werden zu können.

Schließlich ist auch das Verhältnis zwischen Mann und Frau nicht mehr das, was es einst war. Kein Über- oder Unterordnungsverhältnis, keine Bevormundung, kein „Ich", sondern „Wir" zählt heute in der Beziehung. Längst kommen moderne Männer in Beziehungen ihren Haushaltsverpflichtungen nach, kochen, waschen, bügeln und putzen – oder kümmern sich eben um die Kinder, um die Frau zu entlasten, ihr Freiräume für berufliche und Freizeitaktivitäten zu verschaffen und ihr ein glückliches, erfülltes Leben neben der Familie bieten zu können. Zum heutigen Familienvater gehört es eben auch, Gleichberechtigung zu leben und die Partnerin nach ihrer Meinung zu fragen, sie zu umsorgen und die Last zu teilen.

Freuen Sie sich also auf den Ihnen bevorstehenden, neuen Lebensabschnitt, der Sie beide weiter zusammenschweißen und in gegenseitiger Liebe und Rücksichtnahme vereinen wird. Freuen Sie sich auf das Vater-Sein, denn es steckt voll Überraschungen und Momenten des Glücks, wie sie sich ein Mann nur wünschen kann. Denken Sie an die Zukunft: Sie gehen mit Ihrem kleinen Sohn zum ersten Mal auf den Fußballplatz, Sie sehen, wie Ihre kleine Tochter ausgelassen zur Musik tanzt und hören sie lauthals singen, oder Sie fahren mit der gesamten Familie in den ersten gemeinsamen Urlaub ans Meer. Vaterschaft ist so vielfältig und dennoch spüren Sie immer wieder aufs Neue die tiefe Verbundenheit zu Ihrem eigenen Kind. Freuen Sie sich, denn bald schon werden Sie es selbst erleben, Vater zu sein.

Kapitel 1: Vater werden will gelernt sein

Vielleicht haben Sie schon lange auf den Moment gewartet, doch nun ist es wahr: Der Schwangerschaftstest Ihrer Partnerin war positiv – Sie werden endlich Vater! Ab jetzt nimmt alles seinen Lauf und es gibt (eigentlich) keinen Schritt mehr zurück. Sie haben im perfekten Augenblick ins Schwarze getroffen und nun wächst in den kommenden Monaten Ihr Nachfahre heran. Es erwartet Sie eine spannende und aufregende Zeit.

Die Schwangerschaft Ihrer Partnerin hat begonnen. Das bedeutet für Sie, dass auch Sie nun Verantwortung für ihre Gesundheit und derer Ihres ungeborenen Kindes übernehmen müssen. Aber auch später sollen Sie ein guter Vater sein und müssen lernen, für Ihre Familie da zu sein. Der moderne Vater übernimmt im Gegensatz zum klassischen Rollenmodell deutlich mehr Aufgaben im Haushalt und nimmt dafür Anreizmodelle des Arbeitgebers, wie etwa Elterngeld oder Elternzeit, in Anspruch.

Rund 90 % aller jungen Männer wünschen sich, später eine Familie zu gründen. Die wenigsten von ihnen sind aber dazu bereit, die traditionelle Rollenverteilung auf den Kopf zu stellen und sich für den Haushalt und die Kinder zugunsten der Karriere der Partnerin einzuschränken. Etwa ein Drittel sieht sich später als Alleinverdiener oder hauptsächlicher Ernährer, der für seine Familie nur an den Wochenenden und nach der Arbeit Zeit findet. Immerhin 56 % der jungen Männer sehen sich zwischen diesen beiden Extremen. Sie wollen Hausarbeiten übernehmen und die Partnerin entlasten. Der Blick in die Realität verrät, dass es in Bezug auf die Hausarbeit häufig noch immer zur klassischen Rollenverteilung kommt: Die Frau bügelt, wäscht, putzt und saugt, hilft den Kindern bei den Schulaufgaben und kümmert sich hauptsächlich um ihre Belange, während Väter vor allem die typisch „männlichen", vorwiegend handwerklichen Arbeiten, wie etwa das Rasenmähen oder Autowaschen, erledigen. Gerade wenn die Kinder heranwachsen, zeigt sich, dass Väter immer mehr wieder in die klassische Rollenverteilung von Mann und Frau zurückweichen und sich auch aus dem Haushalt zurückziehen.

Väter können aus ihrem traditionellen, gesellschaftlich akzeptierten Rollenbild oft nicht ausbrechen. Zwar wünschen sich 85 % von ihnen, mehr Zeit mit der Familie und vor allem den Kindern verbringen zu können, doch sind sie es, die der Vollzeitarbeit nachgehen (nur 5 % aller Väter arbeiten in Teilzeitmodellen). Hier spielt die Sozialisierung, die oft unbewusst passiert, eine bedeutende Rolle. Jungen wird schon früh das berufliche Vorankommen auf der Karriereleiter als wesentlicher Lebensinhalt und erstrebenswertes Ziel „anerzogen", während bei Mädchen noch immer die spätere Familiengründung und Sorge für die Kinder kommuniziert werden. Dies geschieht durchaus auch in offenen Familien, in denen veränderte Werte und Rollenmode le gelebt werden. Zwar besitzen die Eltern wesentlichen Einfluss auf die späteren Wünsche und Lebensziele ihrer Kinder (etwa was die Anzahl gewünschter Kinder betrifft – viele Geschwister führen oft zum Wunsch einer kinderreichen Familie), dennoch trägt die Gesellschaft sowie die Integration in diese dazu bei, Erwartungen der Allgemeinheit erfüllen zu wollen und sich den Vorstellungen normenkonform anzupassen.

Dass die Gesellschaft häufig noch nicht bereit für die Akzeptanz einer aktiven Vaterschaft ist, zeigt beispielsweise der Umgang des Arbeitgebers mit Vätern. Gerade in Führungsrollen ist es ihnen kaum möglich, trotz der Vaterschaft beruflich zurückzutreten, und sie werden an der Inanspruchnahme familienfreundlicher Modelle faktisch gehindert. Oft sind es auch die Männer, die besser verdienen als ihre Partnerinnen. Die Gender-Pay-Gap führt dazu, dass sich Paare mit Kindern finanzielle Einschränkungen des Mannes weniger leisten können als die der Frau. Sowohl Politik als auch Gesellschaft müssen die Trendwende hin zur aktiven Vaterschaft erkennen und lernen, mit neuen Anforderungen an das Vater-Sein mit all seinen Konsequenzen umzugehen. In der aktuellen Situation sieht sich der Mann leider vielerlei verschiedener, sich widersprechender Rollenerwartungen konfrontiert, die zu inneren Konflikten führen können. Er soll guter, fürsorglicher Familienvater und zugleich Arbeitstier, das rund um die Uhr für den Betrieb verfügbar ist, sein. Es versteht sich von selbst, dass es nicht gelingen kann, beide Anforderungen voll zufriedenstellend erfüllen zu können.

Sie als werdender Vater haben es in der Hand, den richtigen Mittelweg für sich zu finden. Setzen Sie sich frühzeitig mit dem Gedanken auseinander, was Ihnen und Ihrer Partnerin im Leben wichtig ist, wie sich Ihre finanzielle Situation darstellt und inwieweit Sie vom bisherigen Lebensstil abweichen können, um ein guter Vater zu sein.

Für viele Paare steht bereits zu Beginn fest, dass sie bald eine Familie gründen und Eltern werden möchten. Immer mehr Frauen und Männer möchten sich jedoch vor dem Nachwuchs zuerst ein wenig ausleben und die Freiheiten beruflicher Art wie auch in der Freizeit genießen, ohne an die familiären Verpflichtungen gebunden zu sein. So werden Paare bei ihrem ersten gemeinsamen Kind im Durchschnitt immer älter. Aktuell liegt der Mittelwert des Alters, in welchem eine Frau in Deutschland zum ersten Mal gebärt bei 30,1 Jahren. Die Zahl der Mütter über 40 Jahren steigt stetig an. Waren es 2015 noch 36.291, so waren es im Jahr 2019 bereits 43.988. Im Grunde liegt der biologisch günstigste Zeitraum für die Schwangerschaft einer Frau zwischen 20 und 30 Jahren. Eine Vielzahl der Frauen wird aber erst nach ihrem 30. Lebensjahr zum ersten Mal schwanger. Bei einem gesunden Lebensstil, Bewegung und Verzicht auf Nikotin sind auch Schwangerschaften zwischen dem 35. und 40. Lebensjahr kein Problem. Darüber hinaus handelt es sich um eine Risikoschwangerschaft. Die Chance, dass das Kind gesund und vollentwickelt zur Welt kommt, sinkt je älter die Frau bei der Schwangerschaft ist.

Wenn Sie sich also mit der Familienplanung etwas Zeit lassen, ist das grundsätzlich unproblematisch. Jedoch sollten Sie als spätberufene Eltern die Schwangerschaft der Frau professionell medizinisch begleiten lassen und ein noch größeres Augenmerk auf Unregelmäßigkeiten unter Zuhilfenahme von Fachleuten legen.

Doch nicht nur das Alter ist für viele Paare oft ein entscheidender Faktor für oder gegen Nachwuchs. Auch die finanzielle Situation findet bei vielen von ihnen Eingang in die Diskussion um die Familienplanung. Aktuell rechnet man mit Kosten von rund 130.000 Euro pro Kind bis zum seinem 18. Lebensjahr. Sicherlich gibt es staatliche Unterstützung zur Deckung der Bedarfe, doch reichen diese oft nur für das Allernötigste. Kinder wollen kindgerecht ernährt werden, brauchen durch ihr rasches Wachstum viel Kleidung und möchten spielen. Von der Baby-Erstausstattung bis zur Abschlussfahrt und dem Abiball fallen laufend Kosten für die Eltern an. Oft bleibt der Nachwuchs auch mit der Volljährigkeit noch ökonomisch abhängig vom Elternhaus, etwa wenn ein Studium ansteht. All diese Gesichtspunkte müssen sorgfältig abgewogen werden. Sie müssen kein Millionär sein, um Ihren Wunsch nach einer Großfamilie erfüllen zu können. Letztlich stellt sich die Frage: „Was kann ich meinem Kind bieten?" Zumindest sollten Sie soweit finanziell aufgestellt sein, dass nicht nur notwendige Beschaffungen, sondern auch einmal Urlaube und Ausflüge geplant werden können. Denn auch Sie tragen zum Reifeprozess Ihres Kindes bei.

Die Verantwortung, die Sie als Vater für sich und Ihre Familie mit der Entscheidung für Nachwuchs tragen, ist nicht zu vernachlässigen und der richtige Zeitpunkt will wohl überlegt sein. Sie sollten selbst finanziell unabhängig und beruflich ausreichend gefestigt sein, bevor sie Ihren lange gehegten Wunsch in Erfüllung gehen lassen.

Kapitel 1.1: Die verschiedenen Phasen einer Schwangerschaft

Mit der Feststellung der Schwangerschaft Ihrer Partnerin steht Ihnen ein neuer, spannender Abschnitt Ihrer
gemeinsamen Beziehung bevor, der von Vorbereitung auf die
Elternschaft und die gesundheitliche Vorsorge für Mutter und
Kind geprägt sein wird. Sie werden Ihr Kind im Mutterleib
mit der Zeit spüren, auf Ultraschallbildern wachsen sehen
und bald auch seine Herztöne zu hören bekommen. Seien
Sie für Ihre Partnerin da, begleiten Sie ihre Schwangerschaft
aktiv mit und freuen Sie sich, endlich Ihren Nachkommen
im Arm halten zu dürfen.

In den verschiedenen Phasen der Schwangerschaft gilt es
Unterschiedliches zu beachten und auch Sie als werdender
Vater sind gefordert, auf jede einzelne Phase entsprechend
zu reagieren und Ihre Partnerin auf geeignete Weise, so gut
es geht, zu unterstützen. Die Schwangerschaft wird typi-
scherweise in drei Trimester unterteilt, die sich auf ganz
unterschiedliche Entwicklungsstufen des ungeborenen Babys
beziehen.

In der ersten der drei Phasen entwickeln sich die wichtigsten Grundlagen Ihres Kindes. Nach der Befruchtung
und stetigen Zellteilung entwickeln sich Schritt für Schritt
Gliedmaßen und erste Organe. Für Ihre Partnerin mögen die
ersten drei Monate die schwierigsten ihrer Schwangerschaft
sein, denn ihr Hormonhaushalt wird ordentlich durcheinan-
dergewirbelt und ihr Körper leistet Schwerstarbeit, um dem
Baby das Heranwachsen im Mutterleib zu ermöglichen. Nach
einigen Wochen beginnt bereits das Herz Ihres ungeborenen
Kindes zu schlagen.

Während des zweiten Trimesters beruhigt sich der Körper
Ihrer Partnerin wieder. Die meisten Frauen können diese
Phase der Schwangerschaft besonders unbeschwert genie-
ßen. Ihr Kind wächst schnell heran und schon bald können
Sie seine Bewegungen spüren. Augen und Ohren entwickeln

sich und Ihr Baby eignet sich immer mehr menschliche Fähigkeiten an. Auch das Geschlecht Ihres Nachkommen lässt sich am Ende dieser Phase bereits bestimmen. Es ist Zeit, an den Geburtsvorbereitungskurs zu denken.

Schließlich brechen die letzten drei Monate der Schwangerschaft an, die für Ihre Partnerin aufgrund der zunehmenden Größe und des Gewichts Ihres Babys zu Beschwerden und Bewegungseinschränkungen führen können. In dieser Phase ist sie besonders auf Ihre Unterstützung angewiesen, da sie mit der zusätzlichen Belastung Tag und Nacht umgehen muss. Ihr Kind hingegen fühlt sich richtig wohl im Mutterleib und wächst und gedeiht bis zur 40. Schwangerschaftswoche.

Kapitel 1.1.1: Phase 1: Woche 1 - 12

Es ist soweit: Sie haben es endlich geschafft und eines (oder vielleicht sogar mehrere) Ihrer rund 500 Millionen Spermien haben die reife Eizelle Ihrer Partnerin erreicht und sie befruchtet. Ab diesem Zeitpunkt nimmt alles seinen Lauf, wobei gerade die ersten vier Schwangerschaftswochen äußerst kritisch sind. Oft schaffen es die Föten nicht, sich in die Gebärmutter einzunisten und sie werden mit der nächsten Periode abgestoßen. Die meisten Frauen bemerken von all den Prozessen in ihrem Unterleib noch nichts. Die ersten Anzeichen der Schwangerschaft zeigen sich häufig erst danach. Zu ihnen gehören etwa die morgendliche Übelkeit, Müdigkeit, Kreislaufprobleme sowie ein Ziehen im Unterleib und Stimmungsschwankungen. Die Brüste schwellen an, wobei sich auch die Brustwarzen dunkler färben können. Es kann um die vierte Schwangerschaftswoche auch zu Schmierblutungen kommen, die häufig mit der Menstruation verwechselt werden.

Gerade im ersten Trimester leistet der Körper Ihrer Partnerin Großartiges. Hat sich der Embryo erfolgreich eingenistet, bildet sich die Plazenta und es entwickeln sich sowohl das Nervensystem als auch das Gehirn Ihres Babys. Aus diesem Grund ist die erste Phase besonders sensibel in Bezug auf die Lebens- und Ernährungsweise Ihrer schwangeren Partnerin.

Planen Sie bereits die Schwangerschaft, sollten Sie Ihre Partnerin dabei unterstützen, einen gesunden, aktiven Lebensstil zu führen, auf Alkohol und Nikotin gänzlich zu verzichten und sich ausgewogen zu ernähren. Auch bestimmte Medikamente sind ab jetzt tabu und Drogen sollten ohnehin kein Thema sein. Gerade in dieser Phase reagiert das Ungeborene besonders empfindlich auf negative Einflüsse, die zu irreversiblen Schäden führen können. Unterstützen Sie also Ihre Partnerin in jedweder Hinsicht und sorgen Sie beide so dafür, dass sich Ihr Baby schon in der frühen Phase rundum wohlfühlt.

Jetzt besteht noch ein vergleichsweise hohes Risiko, das Baby zu verlieren. Darum sollten Sie, auch wenn Sie noch so viel Freude und Glück empfinden, noch bis zum Ende des ersten Trimesters damit warten, Ihren Verwandten und Bekannten von der Schwangerschaft zu erzählen. Der erste Weg nach Bekanntwerden der Schwangerschaft führt zum Frauenarzt, der sie mittels Bluttest verifiziert und über den vaginalen Ultraschall feststellt, ob sich der Embryo in die Gebärmutter eingenistet hat. Einige Wochen später stellt der Gynäkologe fest, ob es sich um ein oder mehrere heranwachsende Kinder handelt, und er kontrolliert auch die bereits einsetzende Herztätigkeit Ihres Babys.

Nun gilt es darauf zu achten, dass Ihre Partnerin folsäurehaltige Nahrung zu sich nimmt, um die Wachstumsprozesse zu begünstigen und eine Frühgeburt zu vermeiden. Vor allem in Gemüse, Vollkornprodukten und Obst ist es enthalten, genauso wie das nun wichtige Magnesium, Eisen, Vitamine und Jod. Folsäuretabletten können auch in Absprache mit dem Arzt auch schon vor der Empfängnis eingenommen werden, um das Einnisten zu unterstützen. Gerade jetzt sollte Ihre Partnerin auch viel Wasser zu sich nehmen, da die Flüssigkeit für die Bildung der Plazenta benötigt wird. Schließlich ist es wichtig, dass Sie sich einen Mutterpass zulegen, der Sie bis zur Geburt begleiten wird. Darin werden alle Untersuchungsergebnisse festgehalten und die Ärzte erkennen sich verändernde oder von der Norm abweichende Werte rasch.

Ertragen Sie das Wechselbad der Gefühle Ihrer Partnerin in den ersten Wochen mit Fassung. Östrogen- und Progesteronproduktion regulieren körperliche Vorgänge, wirken sich aber genauso auf die Stimmung aus. Von fröhlich, ausgelassen bis zu Tode betrübt können es oft nur Sekunden dauern. Seien Sie gerade jetzt für sie da und zeigen Sie sich geduldig mit dem Wissen, dass es nur für eine Weile so sein wird. Kaum haben Sie erfahren, dass Sie in wenigen Monaten Vater werden, ist auch bereits das zweite Trimester, das wohl angenehmste der Schwangerschaft, angebrochen.

Kapitel 1.1.2: Phase 2: Woche 13 – 27

Hat Ihr Baby diese schwierige Etappe geschafft, steht der weiteren, gesunden Entwicklung in der zweiten Phase nichts mehr entgegen. Für Sie beide hingegen beginnt das Abenteuer Schwangerschaft erst richtig und Sie werden die bevorstehenden Monate genießen können. Jetzt ist die Phase, in der sich die Schwangerschaft bei Ihrer Partnerin auch äußerlich deutlich zeigt, indem ihr Babybauch wächst. Sie werden in dieser Phase aber auch die ersten Tritte Ihres Kindes spüren und seine Herztöne deutlich zu hören bekommen.

Doch eine Schwangerschaft ist kein Spaziergang. Auch im mittleren Trimester kann es zu Beschwerden kommen, insbesondere zu Kurzatmigkeit, Verstopfung, Schmerzen in den Rundbändern oder Sodbrennen. Dennoch klingt die unangenehme Übelkeit nach und nach ab und Ihre Partnerin wird wieder mehr Appetit verspüren. Gesunde Ernährung und leichter Sport stehen nun auf dem Plan. Frisches Obst und Gemüse, Vollkorn- und Milchprodukte sorgen für eine vitamin- und nährstoffreiche Ernährung, die für die Entwicklung Ihres Kindes wichtig ist. Bewegung tut gut und beugt Rückenschmerzen vor. Hier können Sie Ihre Partnerin aktiv unterstützen und mit ihr schwimmen gehen, ausgedehnte Spaziergänge oder gemeinsame Gymnastikübungen machen. Zu zweit macht sportliche Betätigung schließlich immer mehr Spaß.

Sie werden bald feststellen, dass Ihre schwangere Partnerin an Gewicht zulegt. Der Körper schafft Reserven für die Zeit nach der Geburt. Außerdem wächst ihr Bauch stetig und sie wird auf Umstandsmode ausweichen müssen. Freuen Sie sich also darüber, dass es ihr gut geht. Jetzt hat das Kind noch Platz im Bauch und Sie werden spüren, wie es sich streckt, tritt und Purzelbäume schlägt. In dieser Phase bilden sich nicht nur alle Organe aus, sondern es beginnt auch der Saugreflex. Ihr Kind übt im Mutterleib schon das Leben „draußen". Wer weiß, vielleicht sehen Sie es auf einem Ultraschallbild am Daumen nuckeln?

Nun stehen zahlreiche Termine für Sie beide an. Schließlich sind es nur noch wenige Wochen, bis Ihr ersehnter Nachwuchs da ist und sie ihn in die Arme schließen können. Zuvor bedarf es aber einiger Vorbereitungen. Sie werden häufig beim Gynäkologen vorstellig sein und auch Termine zur Geburtsvorbereitung bei der Hebamme wahrnehmen. Dort lernen Sie beide viele wichtige Details rund um die Geburt und die Zeit danach. Sie gibt Ihnen auch für die Zeit während der Schwangerschaft hilfreiche Tipps, wie Sie Ihre Partnerin bestmöglich unterstützen können, ohne dass sie Schmerzen hat oder leiden muss.

Sie können sich jetzt auch schon einmal Gedanken über den Namen Ihres Kindes machen. Wenn Sie wollen, können Sie beide in dieser Phase das Geschlecht des Kindes in Erfahrung bringen und sich entsprechende Babyausstattung zulegen. Vom Kinderwagen über den Wickeltisch bis hin zu den Stramplern werden Sie, bis Ihr Baby da ist, viele Dinge kaufen. Genießen Sie diese Wochen und erzählen Sie Familie und Freunden von der Schwangerschaft. Lange wird sie sich ohnehin nicht mehr verbergen lassen, ehe der Bauch Ihrer Partnerin während des dritten Trimesters groß und rund wird.

Kapitel 1.1.3: Phase 3: Woche 28 – 40

Mit dem dritten Trimester, etwa in der 29. Schwangerschaftswoche, ist der Endspurt der Schwangerschaft eingeläutet. Im Gegensatz zu den beiden vorangegangen Phasen ergeben sich nun für Ihre Partnerin Herausforderungen ganz anderer Art, die sie so auch noch nicht erlebt hat. Durch das weiter zunehmende Volumen des Bauchs und das noch rascher wachsende und schwerer werdende Kind wird sie zunehmend in ihrer Beweglichkeit eingeschränkt. Auch für Ihr ungeborenes Baby wird es langsam eng im Mutterleib, es legt an Größe und Gewicht zu und es sucht sich seine Lieblingsposition aus. Bei vielen Kindern ist das gegen Ende der Schwangerschaft die Schädellage, die ideal für eine natürliche Geburt ist. Bei einer Quer- oder Steißlage versuchen Ärzte und Hebammen das Kind noch zu drehen. Keine Panik: Auch wenn sich Ihr Kind nicht bewegen lassen will, spielt das für die Geburt keine Rolle.

Für Ihre Partnerin wird der Alltag zunehmend beschwerlicher. Neben den allgemeinen Schwangerschaftsbeschwerden, die auch schon im zweiten Trimester aufgetreten sind, können unangenehme Wassereinlagerungen an Händen und Füßen auftreten. Dann sollte Ihre Partnerin ihre Füße hochlagern. Auch das Finden einer angenehmen Schlafposition wird immer schwieriger sowie das Schlafen allgemein. Durch Bewegungen des Kindes sowie den hohen Druck auf die Blase kann sie oft nur schwer durchschlafen. Seien sie gerade in dieser Phase für sie da und unterstützen Sie sie im Alltag so gut es geht, denn gegen Ende der Schwangerschaft wird jede beschwerliche Tätigkeit zur Herausforderung für sie. Dennoch kann Bewegung gerade auch Wassereinlagerungen und Rückenschmerzen vorbeugen und den Kreislauf wieder in Schwung bringen. Begleiten Sie sie bei Dehnübungen und Spaziergängen, um für den Fall, dass ihre Kräfte plötzlich schwinden, da zu sein.

Ihr Baby ist ab Anfang des achten Monats vollständig entwickelt. Besonders Gehirn und Nervenbahnen sind nun soweit ausgeprägt, dass es bereits ohne Probleme lebensfähig wäre. Und doch ist jeder Tag, den das Kind im Mutterleib verbringt, ein wichtiger Tag. Die Sinne werden geschult und auf das Leben außerhalb des Mutterleibs vorbereitet. Ihr Kind öffnet zum ersten Mal die Augen und Sie werden erleben, wie es auf Musik, Geräusche oder Licht reagiert. Schon jetzt können Sie mit Ihrem Nachkommen spielen, während die Sehnsucht, ihn endlich in den Armen halten zu können, bei Ihnen beiden mehr und mehr steigt.

So steigt sicherlich auch die Nervosität Ihrer Partnerin, besonders, wenn es ihre erste Geburt ist. Sie ist sich unsicher, was sie erwartet, und die Senkwehen versetzen sie in Unruhe. Nun ist es wichtig, dass Sie sie beruhigen und ihr das Gefühl geben, dass alles gut ist, auch wenn Sie selbst verunsichert sein mögen. Besuchen Sie regelmäßig den Arzt, der den Gesundheitszustand Ihrer Partnerin und Ihres Kindes genau unter die Lupe nimmt.

Die letzten sechs Wochen vor dem errechneten Geburtstermin beginnt für Ihre Partnerin der Mutterschutz, sofern sie arbeitet. Nun können Sie die letzten Momente in Zweisamkeit genießen und sich ganz auf das Baby vorbereiten. Bald ist es soweit und Sie halten Ihr eigen Fleisch und Blut, Ihr Mini-Me in den Armen und sind endlich stolzer Vater.

Kapitel 1.2:
Schwangerschaftskomplikationen und deren Prävention

Die drei Phasen der Schwangerschaft bringen ganz unterschiedliche, mögliche Beschwerden für Ihre Partnerin oder das Kind mit. Während ihr in der ersten Phase besonders die morgendliche Übelkeit und die Umstellung des Hormonhaushaltes zu schaffen machen, ist es in den letzten beiden Trimestern vor allem das zunehmende Gewicht und die Größe des Kindes, die sie leiden lassen. Immer wieder kann es sein, dass auch Komplikationen während der Schwangerschaft auftreten. Sie lassen sich anhand bestimmter Symptome erkennen, sodass Sie als Mann rasch reagieren und sie unterstützen können. Oft lassen sich Komplikationen aber auch durch richtiges Verhalten bereits präventiv vermeiden.

Zu den typischen bzw. am häufigsten auftretenden Problemen während der Schwangerschaft zählen insbesondere die Eileiterschwangerschaft, die Rhesusunverträglichkeit, extremes Erbrechen, Plazentakomplikationen, der verfrühte Blasensprung, Frühgeburten, Schwangerschaftsdiabetes, Präeklampsie sowie das HELLP-Syndrom. Sie sind mehr oder weniger mit Gefahren für die Gesundheit Ihrer Partnerin und/oder Ihres ungeborenen Kindes verbunden und bedürfen daher der richtigen Diagnostik sowie der folgerichtigen Behandlung von Mutter und Kind durch den Arzt. Viele Komplikationen kündigen sich an, sei es etwa durch eine Verfärbung des Hautbildes, Schmerzen oder sonstige Beschwerden. Die Symptome Ihrer Partnerin korrekt einzuordnen und zu deuten, ist vor allem Ihre Aufgabe als Mann. Ihre Partnerin leidet vielleicht bereits zu sehr an den Schwangerschaftskomplikationen, sodass sie auf Ihre Hilfe und Unterstützung angewiesen ist.

Sie können natürlich bereits vorbeugend tätig werden. Sind Ihnen gesundheitliche Einschränkungen der Frau bereits vor der Schwangerschaft bekannt, gilt es diese dem Gynäkologen mitzuteilen, um den entsprechend sicheren Umgang für

Ihre Frau zu finden. Handelt es ich um eine Risikoschwangerschaft, etwa weil Ihre Partnerin das 40. Lebensjahr bereits
überschritten hat, sollten Sie besondere Vorsicht walten
lassen. Achten Sie auf eine ausgewogene, folsäurehaltige
Ernährung, viel Bewegung und ausreichende Flüssigkeits-
zufuhr. Auf diese ist Ihr heranwachsendes Kind angewiesen.
Soll es sich voll entwickeln, müssen die entsprechenden
Nährstoffe und Mineralien vom Mutterleib zugeführt werden.
Das bedeutet für Ihre Partnerin die Zunahme des Stoffwech-
sels. Die notwendige Energiezufuhr für Mutter und Kind muss
die Bedürfnisse beider abdecken. Prävention ist die beste
Medizin, so heißt es oft. Gerade in der Schwangerschaft gilt
dieser Leitspruch umso mehr. Achten Sie also gemeinsam
auf eine gesunde Lebensweise, denn letztlich wirkt sich diese
direkt auf Ihren ungeborenen Nachwuchs auf, der über die
Plazenta sowie die Nabelschnur versorgt wird. Sie als Mann
sind gefragt, Ihre Partnerin aktiv zu unterstützen: egal ob es
sich um die frühzeitige Erkennung von Komplikationen oder
das präventive Programm zur Vermeidung dieser handelt.
Werden Sie Ihrer künftigen Vaterrolle gerecht und

In den folgenden Unterkapiteln werden die häufigsten
Komplikationen während der Schwangerschaft vorgestellt,
wie Sie diese erkennen und einschätzen können, welche
Gefahren die Symptome für Mutter und Kind bergen und
was Sie tun können, damit diese erst gar nicht auftreten.

Kapitel 1.2.1: Eileiterschwangerschaft

Was sich zunächst harmlos anhört, kann in Wahrheit zu
einer wirklichen Gefahr für Ihre Partnerin werden. Die Eileiterschwangerschaft gehört zu den häufigsten Gründen für
eine anschließende Fehlgeburt. Sie entsteht, wenn sich die
befruchtete Eizelle nicht wie gewöhnlich in der Gebärmutter
einnistet, sondern im Eileiter „stecken bleibt". Dies kann
verschiedene Gründe haben. So ist es möglich, dass der
Eileiter Verklebungen oder Verwachsungen aufweist. Genauso
können aber vorangegangene Entzündungen des Eileiters,
Operationen, Fehlgeburten und Schwangerschaftsabbrüche
oder ein hormonelles Ungleichgewicht Ursache für eine Eileiterschwangerschaft sein. Der heranwachsende Embryo ist

in keinem Fall überlebensfähig, da ihm der Eileiterkanal ab einer bestimmten Größe zu wenig Platz bietet, sodass sich Plazenta und Fruchtsack lösen und samt dem Ungeborenen auf natürlichem Wege abgehen.

Häufig bemerken die betroffenen Schwangeren zunächst kaum einen Unterschied zu einer gewöhnlichen Schwangerschaft, denn es stellen sich zunächst die obligatorischen Anzeichen, wie morgendliche Übelkeit, Anschwellen der Brüste und das Ausbleiben der Regelblutung ein. Teilweise bleiben Frauen bei einem Abgang einer Eileiterschwangerschaft vollkommen beschwerdefrei.

Jedoch können sich enorme Komplikationen im Zusammenhang mit der Eileiterschwangerschaft einstellen. Bis etwa sechsten Schwangerschaftswoche ergeben sich kaum Auffälligkeiten. Ab diesem Zeitpunkt jedoch können krampf- bzw. wehenartige Unterleibsschmerzen auftreten, die von Schmierblutungen aus der Scheide begleitet werden können. Auch Schwindel und Blässe, Atemnot, Herzrasen sowie Übelkeit und Erbrechen können Anzeichen für eine Eileiterschwangerschaft sein. Im schlimmsten Fall kann der wachsende Embryo dazu führen, dass der Eileiter reißt und die benachbarten Arterien verletzt, sodass es zu Einblutungen in die Bauchhöhle kommen kann. In diesem Fall gilt es, sofort zu handeln. Meist ist in diesem Fall ein operativer Eingriff, bei dem versucht wird, den Eileiter vollständig zu erhalten, unvermeidlich.

Hier müssen Sie als Mann besondere Vorsicht walten lassen, denn die Symptome können von Frau zu Frau in unterschiedlicher Intensität und Kombination ausfallen. Vor allem treten ähnliche Beschwerden bei einer Nierenbecken-, Blinddarm-, Eileiter- oder Eierstockentzündung auf, sodass erhebliche Verwechslungsgefahr besteht.

In jedem Fall gilt: Fahren Sie mit Ihrer Partnerin umgehend zu einem Arzt, der mittels eines Ultraschallbildes feststellen kann, ob es sich um eine Eileiterschwangerschaft handelt. Bei einer Früherkennung vor Eintreten der Beschwerden kann mittels Medikamenten ein für den Eileiter schonender

Abgang erreicht werden. Sollte es bereits zu Komplikationen oder Beschwerden gekommen sein, wird der Embryo über eine Bauchspiegelung oder einen intensiveren operativen Eingriff entfernt.

Weshalb die befruchtete Eizelle nicht bis in den Uterus wandert, kann abgesehen von physischen Hindernissen weitere Ursachen haben, die jedoch nicht näher bzw. abschließend definiert werden können. Es gibt einige Risikofaktoren, die die Wahrscheinlichkeit einer Eileiterschwangerschaft erhöhen. Zu ihnen gehören etwa eine künstlich erfolgte Befruchtung, vorangegangene Operationen an Becken oder Bauch, Rauchen oder Fruchtbarkeitsstörungen. Sollte Ihnen und Ihrer Partnerin bekannt sein, dass diese Umstände der Schwangerschaft zugrunde liegen, gilt es besonderes Augenmerk darauf zu legen. Aktiv verhindern oder abgesehen von einer gesunden Lebensweise präventiv ausschließen lassen sich Eileiterschwangerschaften nicht.

Seien Sie im Falle der Diagnose „Eileiterschwangerschaft" für Ihre Partnerin da. Es steht Ihnen ein schwieriger, wenn auch kurzer Weg bevor, der in diesem Fall leider stets den Abbruch der Schwangerschaft bedeutet. Ermutigen Sie sie, weiter an Ihrem gemeinsamen Kinderwunsch festzuhalten, denn eine Eileiterschwangerschaft schließt eine reguläre Schwangerschaft noch lange nicht aus. Sicherlich haben Sie einen kleinen Rückschlag erlitten, doch lassen Sie sich bei der Familienplanung dadurch nicht aus der Bahn werfen.

Kapitel 1.2.2: Rhesusunverträglichkeit

Früher war die Rhesusunverträglichkeit eine gefürchtete Komplikation im Zuge einer Schwangerschaft. Heute ist sie sehr gut therapierbar und führt nur in sehr seltenen Fällen zu wirklichen Schwierigkeiten. Die Rhesusunverträglichkeit entsteht, wenn die roten Blutkörperchen Ihrer Partnerin keine Eiweiße enthalten, sie also Rhesus (Rh)-negativ ist, Sie als Vater jedoch dieses Merkmal aufweisen und damit Rhesus (Rh)-positiv sind. Rund 85 % der Deutschen sind Rhesus (Rh)-positiv und es ist wahrscheinlich, dass der Vater dieses

Merkmal vererbt. Weisen Sie beide denselben Rhesusfaktor auf, so kann sich keine Unverträglichkeit einstellen. Nur in der genannten Konstellation ist es möglich, doch können Sie beide bereits präventiv tätig werden und Komplikationen ausschließen.

Die Rhesusunverträglichkeit entwickelt sich tatsächlich aber erst beim ersten Blutaustausch zwischen Mutter und Kind. Dies kann etwa bei Traumata, vaginaler Blutungen oder eben bei der Geburt der Fall sein. Im letzteren Fall kommt es zur Rhesusunverträglichkeit, wenn sich das Merkmal vom Vater auf das Kind vererbt hat und sich das Blut von Mutter und Kind im Geburtskanal vermischt. Erst bei einer folgenden Schwangerschaft tritt dann die Unverträglichkeit auf. Ohne Behandlung kann sie zur Blutarmut (Anämie) oder Gelbsucht des Neugeborenen führen, sodass es nach der Geburt auf Lichttherapie oder Bluttransfusionen angewiesen ist. Im schlimmsten Fall bilden sich Wassereinlagerungen, die auch das Gehirn des Fötus betreffen können, sodass es zu Früh- oder Totgeburten kommen kann.

Dieses Risiko ist heutzutage jedoch praktisch ausgeschlossen, denn bereits bei der ersten Untersuchung durch den Gynäkologen wird die Blutgruppe der Schwangeren bestimmt. Fehlt der Rhesusfaktor auf ihren roten Blutkörperchen, so wird präventiv in der 28. Schwangerschaftswoche sowie kurz vor der Geburt die sogenannte Anti-D-Prophylaxe durchgeführt – unabhängig davon, ob das Kind Rhesus (Rh)-positiv oder negativ ist. Dabei wird die Entstehung von Rhesus-Antikörpern verhindert, indem Anti-D-Immunoglobuline injiziert werden, vorausgesetzt die Mutter hat diese Antikörper zuvor noch nicht gebildet. Unmittelbar nach der Geburt wird eine Blutprobe aus der Nabelschnur genommen, um die Blutgruppe Ihres Babys bestimmen zu können. Hat Ihr Kind Ihren Rhesusfaktor geerbt, bekommt Ihre Partnerin innerhalb von 72 Stunden nach der Geburt erneut eine Injektion, um die Unverträglichkeit zu verhindern.

Vorsicht ist geboten, wenn die Rhesusunverträglichkeit bereits in der Familie Ihrer Partnerin aufgetaucht ist. Fragen Sie bei Ihren Eltern oder Großeltern nach, ob es dabei zu

Komplikationen während Schwangerschaft und Geburt gekommen ist und wie sich diese geäußert haben. Dadurch erhalten Sie grobe Anhaltspunkte, worauf Sie beide achten müssen und welche Art der Vorsorge es zu treffen gilt. In jedem Fall sollten Sie mit dem Gynäkologen über die mögliche Unverträglichkeit sprechen. Voraussetzung ist, dass Sie beide Ihre Blutgruppe kennen und wissen, ob Sie Rhesus (Rh)-positiv oder negativ sind. Mit ausreichender Prophylaxe kann Ihrem Nachwuchs nichts geschehen und Sie können die Familienplanung getrost weiterbetreiben.

Kapitel 1.2.3: Extremes Erbrechen bei der Schwangerschaft

Gerade im ersten Schwangerschaftstrimester bis hin zur 20. Schwangerschaftswoche sind morgendliche Übelkeit und Erbrechen mit 80 % der Betroffenen die häufigsten Beschwerden während einer Schwangerschaft. Sie treten aufgrund der Veränderung des Hormonhaushaltes auf und sind in der Regel harmlos. Jedoch können das Erbrechen und die Übelkeit zu Beginn der Schwangerschaft extreme Formen annehmen. Insbesondere, wenn Ihre Partnern sich über Tage und Wochen hinweg mehr als drei- bis fünfmal pro Tag übergibt, sich eine Gewichtsabnahme von mehr als 5 % einstellt und ein Schwächegefühl entsteht, spricht man von Hyperemesis gravidarum, dem extremen Erbrechen, das für Mutter und Kind zur Austrocknung und Mangelversorgung mit Nährstoffen, Vitaminen und Elektrolyten führen kann.

Die Hyperemesis gravidarum lässt sich dabei in zwei Schweregrade einteilen. In beiden Fällen fühlt sich Ihre Partnerin krank und muss sich häufig übergeben, auch über den Tag verteilt und nachts. Jedoch stimmen bei Grad 1 die Blutwerte noch, während die Krankheit bei Grad 2 bereits an ihren Reserven gezehrt hat, der Stoffwechsel beeinträchtigt ist und vor allem Natrium und Kalium in ihrem Körper fehlen.

Für die gesunde Entwicklung des Kindes ist es erforderlich, dass dieses regelmäßig mit allen notwendigen Nährstoffen durch den Mutterleib versorgt wird. Bei der Hyperemesis gravidarum kann die Mutter kaum mehr Nahrung oder Wasser zu sich nehmen, ohne zu erbrechen, und der Körper gerät in einen andauernden Hungerzustand. Um einen Kreislaufzusammenbruch bis hin zu Herzrhythmusstörungen und Organversagen zu verhindern, ist bei sehr schweren Fällen oft ein stationärer Krankenhausaufenthalt unvermeidlich. Dort werden Mutter und Kind mittels Infusionen mit allen wichtigen Nährstoffen versorgt, sodass sich ihr Zustand mehr und mehr stabilisiert und die Übelkeit verschwindet. Hilft auch das nicht, so werden schonende Medikamente verabreicht, die die Übelkeit und das Erbrechen hemmen.

Die Ursachen für extremes Erbrechen während der Schwangerschaft sind weitgehend unbekannt. Vermutet wird eine besonders empfindliche Reaktion auf den veränderten Hormonhaushalt. Betroffen sind vor allem Frauen, die bereits mehrfach schwanger waren, die Mädchen oder Mehrlinge erwarten. Bei etwa einer von 200 Frauen treten massive Komplikationen auf.

Für Sie als Mann gilt es, Ihre Partnerin gerade in der schwierigen Anfangszeit der Schwangerschaft zu unterstützen und ihr die Nahrungsaufnahme so gut es geht zu ermöglichen. Schonende, magere Kost ist das, was sie nun braucht. Am besten sollte sie die erste Mahlzeit am Tag noch vor dem Aufstehen im Bett zu sich nehmen. Verwöhnen Sie Ihre Partnerin also, bringen Sie ihr Tee und Toast ans Bett und sie wird sich besser fühlen.

Kapitel 1.2.4: Plazentakomplikationen

Zu Komplikationen in Zusammenhang mit der Plazenta kann es bereits vor der Geburt kommen, etwa wenn diese sich vorzeitig ablöst, oder aber im Nachgang zur Geburt. Sie können sowohl für Ihre Partnerin als auch für das Kind gefährlich werden, weshalb bei entsprechenden Anzeichen für eine Komplikation rasch gehandelt werden müssen.

Bei einer neben- oder tiefliegenden Plazenta wird der Muttermund teilweise oder vollständig von der Plazenta verschlossen. Dies verhindert die Geburt auf natürlichem Wege und erfordert einen Kaiserschnitt. Vor allem bei Mehrlingsschwangerschaften tritt dies auf, jedoch im Grunde eher selten. Die sogenannte Placenta praevia macht sich bereits einige Wochen vor dem Geburtstermin durch schmerzlose, vaginale Blutungen bemerkbar. Sie müssen jedoch ernst genommen werden, da die Blutungen lebensgefährlich sein können. Oft werden die betroffenen Schwangeren vorsorglich einige Tage und Wochen vor dem errechneten Geburtstermin stationär in der Klinik aufgenommen.

Bei einer vorzeitigen, großflächigen Lösung der Plazenta von der Gebärmutterwand muss ebenfalls rasch gehandelt werden. Ihr Kind muss in diesem Fall umgehend per Kaiserschnitt geholt werden, um den Sauerstoffverlust zu vermeiden.

Im umgekehrten Fall kann es möglich sein, dass sich die Plazenta, die für gewöhnlich etwa zehn Minuten nach der eigentlichen Geburt des Kindes abgestoßen wird, nicht löst. Dies geht einher mit starken Blutungen und es entsteht ein medizinischer Notfall, der einen umgehenden Eingriff unter Vollnarkose erforderlich macht, sofern Kontraktionsmittel nicht wirken. Ursache hierfür sind etwa Wehenschwächen oder Verwachsungen der Plazenta aufgrund vorangegangener Entzündungen oder Schädigungen. Zudem kann es möglich sein, dass sich die Plazenta zwar löst, aber aufgrund des bereits wieder geschlossenen Muttermundes nicht abgestoßen werden kann.

Außerdem kann es nach der Geburt und dem Ausstoß des Mutterkuchens zu weiteren starken Blutungen kommen, da sich die Gefäße nicht mehr zusammenziehen. Auch hier ist höchste Vorsicht geboten, da der Blutverlust ernst zu nehmen ist. Häufig muss die Stillung der Blutungen durch einen Eingriff erfolgen, wenn auch hier keine medikamentöse Behandlung den gewünschten Erfolg bringt.

Schließlich kann es bei Ihrer Partnerin auch zu einer Fruchtwasserembolie kommen, die ebenfalls besondere Risiken für ihre Gesundheit birgt. Sie tritt auf, wenn Fruchtwasser in den Blutkreislauf gerät und sich dieses in den Lungen sammelt. Zunächst stellt sich ein Schock unter Atemnot ein, der von einem Blutdruckabfall begleitet wird. Bei fehlender Behandlung führt die Fruchtwasserembolie schließlich zum Kreislaufversagen. Ein besonderes Risiko hierfür besteht bei vorzeitiger Plazentaablösung, bei Kaiserschnitten oder bei ausgeprägten Geburtsverletzungen.

Plazentakomplikationen können jederzeit und unangekündigt auftreten. In jedem Fall ist es erforderlich, umgehend einen Arzt aufzusuchen, um die Gesundheit Ihrer Partnerin und Ihres ungeborenen Kindes nicht zu gefährden. Präventivmaßnahmen zur Verminderung des Risikos gibt es nicht, sodass Sie im Falle eines Auftretens dem operativen bzw. medizinischen Eingriff ausgeliefert sind. Stehen Sie Ihrer Partnerin in diesem Falle zur Seite, sodass sie die schwierige Phase nicht alleine bewältigen muss. Besonders auch der psychosomatische Zustand Ihrer Partnerin ist hier von großer Bedeutung, weshalb Sie als enger Vertrauter gefragt sind, um sie zu begleiten.

Kapitel 1.2.5: Verfrühter Blasensprung

Mit dem Blasensprung meint man das Einreißen der Fruchtblase, damit das Kind auf natürlichem Wege geboren werden kann. Normalerweise platzt die Fruchtblase kurz vor oder während der Geburt und verstärkt damit die Wehen der Frau. Es kann jedoch passieren, dass der Blasensprung viel zu früh eintritt, zu einem Zeitpunkt, an dem der errechnete Geburtstermin eigentlich noch in weiter Ferne liegt. In diesem Fall kommt es auf die Menge des verlorenen Fruchtwassers sowie den Zeitpunkt an, zu welchem die Fruchtblase platzt, um festlegen zu können, ob die Geburt eingeleitet oder weiter hinausgezögert werden muss.

Sie erkennen einen vorzeitigen Blasensprung daran, dass Fruchtwasser entweder schwallartig oder tröpfchenweise abgeht, teilweise in Verbindung mit einsetzenden Wehen.

Ob es sich wirklich um Fruchtwasser und nicht etwa um im dritten Trimester oft üblichen unwillkürlichen Harnabgang handelt, beweist ein Test beim Arzt. Stellt dieser fest, dass es sich tatsächlich um Fruchtwasser in der Vagina handelt, so muss entschieden werden, wie weiter vorzugehen ist. Grundsätzlich ist das Wiederverschließen der Fruchtblase nicht unproblematisch und für Ihre Partnerin mit großem Aufwand verbunden. Daher entscheiden sich Ärzte ab der 34. Schwangerschaftswoche für die Einleitung der Geburt. Vor diesem Zeitpunkt müssen die Risiken gegeneinander abgewogen werden. Ist die Lunge Ihres ungeborenen Kindes bereits ausgeprägt und selbständig funktionsfähig, fällt die Entscheidung zugunsten der Geburt aus. Ist es jedoch für eine Geburt noch zu früh, da das Entwicklungsstadium Ihres Nachkommens noch nicht die nötige Reife erlangt hat, wird es zu einem Herauszögern der Geburt kommen. In diesem Fall bestehen besondere Gefahren für Mutter und Kind, da durch den Austritt des Fruchtwassers eine Verunreinigung der Gebärmutter und damit eine potenzielle Entzündung einhergehen können. Die aufsteigenden Keime könnten eine Früh- oder Fehlgeburt verursachen, weshalb Ihre Partnerin Antibiotika erhält. Zusätzlich wird ihr strikte Bettruhe verordnet, um ein erneutes Aufreißen der Fruchtblase zu verhindern. Dies kann für Ihre Partnerin auf Dauer sehr unangenehm sein, da sie in ihrer Bewegungsfreiheit deutlich eingeschränkt ist. Nötigenfalls werden zusätzlich Wehenhemmer eingesetzt, bis die Lungenreife Ihres Sprosses erreicht wird. Um einen Nabelschnurvorfall zu vermeiden (die Nabelschnur kann durch den auf den Muttermund pressenden Kopf eingeklemmt werden, wodurch es zu einer Unterbrechung der Blut- und Sauerstoffzufuhr zum Kind kommt), erfordert der frühzeitige Blasensprung oft einen sofortigen Kaiserschnitt.

Bei etwa jeder zehnten Schwangerschaft kommt es zum frühzeitigen Blasensprung. Die Gründe für ein vorzeitiges Platzen der Fruchtblase sind vielschichtig und nicht immer klar. Oft ist der Druck aufgrund einer zu großen Menge an Fruchtwasser zu groß oder es kommt sogar zu einer Verletzung der Fruchtblase. Im Falle des abwartenden Verhaltens gilt es gerade auch für Sie als Mann, Ihrer Partnerin zur Seite zu stehen, damit sie das Becken ruhig halten kann und keinen Belastungen ausgesetzt wird. Hier gilt es auch weitere Symptome anderer Komplikationen, deren Risiko nun gewachsen ist, zu beobachten. Zu ihnen gehören etwa die vorzeitige Ablösung der Plazenta oder eine anormale Kindslage. Bleiben Sie beide in jedem Falle wachsam. Grundsätzlich ist der Austritt von Fruchtwasser nicht weiter schädlich für Ihr Kind, denn der Körper Ihrer Partnerin produziert die verlorene Menge nach. Sollte es jedoch zu weiterem Flüssigkeitsverlust kommen, suchen Sie dringend einen Arzt auf oder rufen Sie in schwerwiegenden Fällen den Notarzt.

Kapitel 1.2.6: Anzeichen und Symptome einer Frühgeburt

Jeder Tag der Schwangerschaft ist ein gewonnener Tag. Ihr Kind reift mehr und mehr im Mutterleib und bildet seine Physis und seine Fähigkeiten für das Leben aus. Doch nicht immer deckt sich der Zeitpunkt der Geburt mit dem errechneten Geburtstermin. Etwa sechs Prozent der Kinder in Deutschland kommen als sogenannte Frühchen, also vor Ende der 37. Schwangerschaftswoche, zur Welt. Der fortgeschrittenen Medizin ist es zu verdanken, dass Babys auch noch nicht vollständig entwickelt, gute Überlebenschancen besitzen. Jedoch kommt es letztlich auf den Zeitpunkt der Geburt sowie das konkrete Entwicklungsstadium Ihres Kindes an. Die Medizin unterscheidet dabei zwischen drei verschiedenen Arten von Frühgeborenen: die späten Frühgeborenen, ab der 34. Schwangerschaftswoche zur Welt kommen, die moderat Frühgeborenen, die zwischen der 32. und 34. Schwangerschaftswoche das Licht der Welt erblicken sowie die sehr früh geborenen Kinder, die etwa zwischen der 28. und der 32. Schwangerschaftswoche geboren werden. Davor handelt es sich meist um kritische Zustände des Kindes. Noch sind nicht alle Organe funktionsfähig und auch das Nervensystem sowie die Blutgefäße haben sich noch nicht vollständig ausgeprägt. Das Baby wiegt in diesem Stadium unter 1000 g und meist trägt es dann aufgrund der fehlenden Entwicklung der Atemwege bleibende Schäden, die sein gesamtes weiteres Leben prägen, davon. Vor der 23. Schwangerschaftswoche gelten die Frühgeborenen als nicht überlebensfähig, sodass Sie als Eltern den schwierigen Schritt zur Sterbebegleitung wählen müssen.

Doch meist lassen sich Frühgeburten verhindern und der Zeitpunkt der Geburt etwa mittels Wehenhemmern einige Zeit hinauszögern. Die Gründe für eine Frühgeburt sind nicht immer klar. Dennoch lassen sich einige Indikatoren erkennen, die das Risiko erhöhen. Hierzu zählen Fruchtwasserinfektionen, Mehrlingsgeburten, körperliche und/oder seelische Belastung (etwa durch die soziale oder finanzielle Situation), unzureichende Versorgung des Fötus über die Plazenta, Muttermundschwäche sowie das Rauchen. Eine Frühgeburt kann nicht aktiv vermieden werden. Jedoch sollten regelmäßige Vorsorgeuntersuchungen wahrgenommen werden, um Risikofaktoren rechtzeitig zu erkennen und entsprechende Maßnahmen zur Gegensteuerung zu ergreifen. Hierbei helfen Gespräche mit dem Gynäkologen, Untersuchung des Körpers, Ultraschall- sowie Laboruntersuchungen. Grundsätzlich gilt es natürlich, sich nicht nur auf die Medizin zu verlassen. Vielmehr versteht sich ein aktiver, gesunder Lebensstil von selbst. Er begünstigt den normalen Verlauf der Schwangerschaft.

Doch nicht immer kann eine Frühgeburt vermieden werden. Dann muss Ihr Baby zur Welt kommen und lernen, selbständig zu leben, egal in welchem Entwicklungsstadium es sich befindet. In der Regel werden die Frühchen auf neonatologischen Station in einem Brutkasten mit allem nötigen versorgt, um es am Leben zu halten und die Entwicklung und Ausprägung der überlebenswichtigen Funktionen von Organen zu begünstigen. Für Eltern ist das oft ein schlimmer Anblick, der die Psyche belastet. Sie sehen ihr Kind vollkommen hilflos in einem Gewirr aus Schläuchen in dem Brutkasten liegend und dürfen es nicht in ihren Armen halten. Sowohl Herzschlag als auch Atemfunktion werden dauerhaft überprüft. Außerdem erhält es oft Nahrung über eine Magensonde, da die gewöhnliche Nahrungsaufnahme noch nicht funktioniert. Um aber die Bindung der Eltern zum Kind nicht unter dem Ziel der Entwicklung im Brutkasten leiden zu lassen, besteht die Möglichkeit der Känguru-Methode. Dabei wird das Baby, sofern es sein gesundheitlicher Zustand erlaubt, aus dem Brutkasten genommen und Vater oder Mutter auf die Brust gelegt, um die Stimme der Eltern zu hören und sie zu riechen. Dies ist für die Eltern-Kind-Beziehung von enormer Bedeutung. Bei guter Entwicklung beginnt die Mutter das Kind auch hin und wieder zu stillen. Da die Haut der Frühchen oft noch sehr sensibel ist, könnte es gut gemeinte Streicheleinheiten als unangenehm empfinden. Um Ihrem Sprössling dennoch Nähe und Geborgenheit zu bieten, legen Sie einfach Ihre Hand sanft auf den Kopf, den Rücken oder um die Beine des oder der Kleinen. Dann wird sich Ihr Baby rundum wohlfühlen.

Frühchen haben es – abhängig vom Zeitpunkt der Geburt – nicht immer leicht. Sie hinken gleichaltrigen Kindern auch in der späteren Entwicklung oft hinterher und leiden nicht selten unter einer leichteren Entzündlichkeit der Atemwege. Da der Kopf bei der Geburt noch sehr weich ist, kann es zu kleineren Einblutungen in das Gehirn kommen, die sich langfristig auf Ihr Kind auswirken. Geistige Behinderungen sind dabei eher die Ausnahme, doch kann eine leicht verminderte Intelligenz die Folge sein. Gänzlich ausschließen lassen sie sich leider nicht.

Bewahren Sie als Vater bei der Frühgeburt Ihres Kindes einen kühlen Kopf und seien S e für Ihre Partnerin da. Besonders die Mutter-Kind-Beziehung wird in den ersten Wochen gestört sein, sodass sie nur schwerlich mit der Situation zurechtkommt, vor allem, da immer die Angst vor einer plötzlichen Verschlechterung des Gesundheitszustands Ihres Nachkommens für Sie beide mitschwingt. Nehmen Sie beide sich auch einmal eine Auszeit von den ständigen Klinikaufenthalten und denken Sie in dieser schwierigen Zeit auch einmal an sich selbst. Seien Sie zuversichtlich, dass alles gut gehen wird und sich Ihr Kind trotz der Frühgeburt gut und vollständig entwickeln wird. In der neonatologischen Station ist es in besten Händen.

Kapitel 1.2.7: Zeitliche Über- oder Unterschreitungen von Schwangerschafts-Abläufen

Eine Schwangerschaft verläuft nie „standardmäßig", sondern immer ganz individuell mit unterschiedlichsten Beschwerden zu verschiedenen Zeitpunkten. Bei vielen Frauen treten keinerlei Komplikationen auf, während andere neun Monate bis zur Geburt leiden müssen. Es gibt also keinen Plan und kein Muster, wie die Schwangerschaft ablaufen wird. Immer wieder kommt es auch zu zeitlichen Verschiebungen. Entweder lässt sich Ihr Baby Zeit und bleibt auch noch weit über dem errechneten Geburtstermin im schützenden Körper Ihrer Partnerin oder aber die Wehen setzen viel zu früh ein und es droht eine Frühgeburt.

Die Dauer einer Schwangerschaft hängt von verschiedenen Faktoren der Mutter ab: sowohl das Alter als auch Übergewicht oder ein guter sozioökonomischer Status verlängern die Schwangerschaftsdauer. In der Regel hält man den Zeitraum zwischen der 37. und der 42. Schwangerschaftswoche für eine Termingeburt bzw. Reifgeburt. Dann ist das Kind vollständig entwickelt und im Grunde keinerlei Gefahren ausgesetzt. Bei einer frühzeitigen Geburt kann es, wie im vorangegangenen Kapitel beschrieben, zu diversen Komplikationen kommen, insbesondere, wenn die Organe Ihres Kindes noch nicht vollständig entwickelt sind. Aber auch bei einer Übertragung ab der 42. Schwangerschaftswoche steigt das Risiko der Gefahren für das ungeborene Baby wieder an. Das meistgefürchtete Risiko bei einer Übertragung bildet die Totgeburt, denn etwa ab der 37. Schwangerschaftswoche nimmt die Versorgungsleistung der Plazenta ab, sodass es in sehr seltenen Fällen, aber mit steigender Schwangerschaftsdauer zu einer Unterversorgung des ungeborenen Kindes kommen kann.

In der Regel bieten Ärzte daher ab der 41. Schwangerschaftswoche eine Geburtseinleitung an, kurz vor der 42. Schwangerschaftswoche wird sie dringend empfohlen. Auch hier gilt es eine Abwägungsentscheidung zu treffen, denn auch die Geburtseinleitung bleibt nicht ohne Folgen. Meist wird sie von den Gebärenden als schmerzhafter empfunden. Außerdem kann sie eine potenziell gefährdende Interventionskaskade auslösen. Gegen diese Entscheidung spricht, dass die Wahrscheinlichkeit für das Einsetzen spontaner Wehen von Tag zu Tag steigt und kurz vor der 42. Schwangerschaftswoche schon bei 90 % liegt. Die Entscheidung wird aus diesem Grund stets individuell gefällt, da auch hier keine Patentlösung angeboten werden kann.

Ist der Geburtstermin bereits überfällig und wollen Sie beide das Einsetzen der Wehen begünstigen, so stehen Ihnen durchaus natürliche Methoden mit geburtseinleitender Wirkung zur Verfügung. Lösungen bieten hier etwa das Nelkenöltampon, das Einnehmen vom Wehentee oder die Brustwarzenstimulation. Sie als werdender Vater können hier selbst aktiv werden und Ihre Partnerin bei den natürlichen Methoden unterstützen. Sollten sich aber die Anzeichen einer anstehenden Geburt auch dann nicht zeigen, bleibt letztlich nur der Weg der medizinischen Geburtseinleitung in der Klinik.

Letztlich wächst Ihr Spross im Mutterleib stetig weiter. Auch wenn jeder Tag, den das Baby im Körper Ihrer Partnerin verbringt, für die Ausbildung seiner Fähigkeiten wichtig ist, so ist nach dem errechneten Geburtstermin der Zeitpunkt für das Leben außerhalb gekommen. Ihr Kind nimmt weiter an Größe und Gewicht zu und es kann dabei rasch die 4000-Gramm-Grenze knacken. Das ist für eine Geburt auf natürlichem Wege nicht nur schmerzhaft für Ihre Partnerin, sondern kann auch zu Problemen mit Kopf oder Schultern des Kindes im zu engem Geburtskanal führen. Letztlich bestimmen die Ärzte, ob im Falle des deutlichen Übertragens noch eine natürliche Geburt ohne Komplikationen erfolgen kann.

In solch einer Situation sind Sie gefragt, um Nerven und Termine zusammenzuhalten und Ihre Partnerin, deren Nervosität noch höher liegen dürfte als Ihre, zu unterstützen und sie zu beruhigen. Sie als Vater können aber noch mehr tun und auch schon präventiv aktiv werden, um die Wahrscheinlichkeit des Übertragens und die damit verbundene potenzielle Geburtseinleitung zu minimieren. Studien haben ergeben, dass regelmäßiger Koitus um den Geburtstermin die Rate der echten Übertragungen senken ließ und die Frauen ohne jegliche Form der Geburtseinleitung gebären konnten. Stehen Sie also Ihren Mann und helfen Sie Ihrer Partnerin dabei, termingerecht zu entbinden. Sowohl sie als auch Ihr Kind werden es Ihnen danken.

Kapitel 1.2.8: Anzeichen und Symptome für Erkrankungen der Haut

Frauen haben häufig ein Problem damit, wenn sich während ihrer Schwangerschaft das Hautbild verändert. Sie möchten nicht ungepflegt wirken und legen deshalb auch oder gerade dann großen Wert auf ein gesundes Äußeres. Dennoch kann es immer wieder zu Hautirritationen kommen, gegen welche Sie aber häufig selbst etwas unternehmen können.

Treten Veränderungen des Hautbildes bei Ihrer schwangeren Partnerin auf, so sind diese in der Regel harmlos. Es handelt sich dabei meist um Pigmentstörungen, wie etwa Mutterflecken, Nachdunkeln von Muttermalen oder Sommersprossen oder die häufig auftretende „Linea nigra", eine dunkle Linie, die sich vom Bauchnabel senkrecht nach unten erstreckt. Auch Schwangerschaftsstreifen oder Gefäßveränderungen treten immer wieder auf. Sie alle treten zwar optisch in Erscheinung, sind jedoch für Mutter und Kind vollkommen harmlos.

Hingegen können sich während der Schwangerschaft durchaus auch sogenannte Schwangerschaftsdermatosen bilden. Je nach Art und Intensität der Hauterkrankung können diese neben Beschwerden wie starkem Juckreiz auch das Risiko einer Frühgeburt steigern. Im Unterschied zu ihnen gehen Hautveränderungen aber auch häufig mit anderen Krankheitssymptomen einher. So weisen etwa erhöhte Leberwerte auf einen Gallenstau hin. Auch die Abgrenzung zur Allergie bereitet oft Schwierigkeiten in der Diagnose.

Die atopische Schwangerschaftsdermatose stellt die häufigste und zugleich harmloseste Form der Hauterkrankungen während der Schwangerschaft dar. Sie treten meist im Gesicht, am Hals, in den Arm- und Kniebeugen sowie am Dekolleté auf und verursachen unangenehmen Juckreiz. Die atopische Schwangerschaftsdermatose bricht aus, sofern Atopien bereits in der Verwandtschaft auftraten oder Ihre Partnerin vor ihrer Schwangerschaft bereits Ekzeme hatte. Linderung versprechen unter anderem rückfettende Maßnahmen, das kühle Abduschen, nasse Umschläge sowie in schwereren Fällen auch Antihistaminika. Für Ihr ungeborenes Kind ist die Atopie vollkommen ungefährlich. Allerdings ist das Risiko erhöht, dass die atopische Schwangerschaftsdermatose in einer Folgeschwangerschaft erneut auftritt.

Seltener kommt bei Schwangeren das polymorphe Exanthem vor. Etwa eine von 160 Schwangeren trifft die Erkrankung, die ab dem zweiten Trimester der Schwangerschaft auftritt. Dabei bilden sich rötliche Flecken, die vom Bauch aus beginnen, sich über den gesamten Körper zu erstrecken, insbesondere dort, wo Schwangerschaftsstreifen entstehen, wobei die Nabelregion sowie Gesicht und Hände stets verschont bleiben. Die sich bildenden Plaques verursachen einige Tage lang Juckreiz, bevor sie wieder verschwinden und sich neue Plaques bilden. Die Ursachen sind dabei bisher kaum erforscht. Man geht davon aus, dass Zellen Ihres ungeborenen Nachkommens im Körper der Mutter eine Immunabwehr auslösen. Spätestens sechs Wochen nach der Entbindung verschwinden die juckenden und brennenden Knötchen von selbst und hinterlassen keinerlei Narben. Zur Behandlung wird in der Regel mit mentholhaltiger Lotion begonnen. Sofern diese keine Wirkung zeigt, wird zu mittelstarken Antihistaminika und Kortisonsalben zurückgegriffen. Diese sind in der Regel für Ihr Baby ungefährlich, sollten aber nur streng nach ärztlicher Verordnung verabreicht werden.

Nach der 25. Schwangerschaftswoche kann aufgrund des gestiegenen Anteils der Gallensäure im Blut eine Schwangerschafts-Prurigo auftreten. Sie zeigt sich durch einzelne, rötliche oder hautfarbene, juckende Knötchen an Bauch, Armen oder Beinen. Sie dürfen nicht aufgekratzt werden, da ansonsten die Gefahr der Narbenbildung besteht. Behandeln Sie diese mit UV-Licht, Vitamin B oder Ursodesoxycholsäure, um die Beschwerden zu lindern.

Besonders im letzten Trimester kann das Schwangerschafts-Pemphigoid auftreten. Es handelt sich dabei eigentlich um eine Autoimmunkrankheit und nicht um eine Infektion. Hierbei breiten sich rasch vom Bauch her juckende Quaddeln über den gesamten Körper aus. Dabei können auch Fußsohlen sowie die Handflächen betroffen sein. Tritt die Autoimmunkrankheit auf, besteht die Gefahr einer Frühgeburt. Auch Ihr Kind kann die Symptome bei der Geburt aufweisen. Sie klingen sowohl bei der Mutter als auch beim Kind innerhalb von Wochen oder Monaten spontan ab.

Die schwerste Form der Schwangerschaftsdermatosen bildet die Impetigo herpetiformis, welche im zweiten oder dritten Trimester auftritt. Neben den über den gesamten Körper verteilten, starken Juckreiz verursachenden Pusteln, kommt es zu Schüttelfrost, Übelkeit mit Erbrechen und Diarrhö bis hin zu Herz- oder Nierenversagen. Treten diese Symptome gemeinsam auf, ist höchste Vorsicht geboten. Suchen Sie schnellstmöglich den Arzt auf, um die weitere Verschlimmerung zu vermeiden.

In der Regel gibt es verschiedene Möglichkeiten, um Beschwerden wie Juckreiz rasch zu lindern. Vor allem feuchte Umschläge, UV-Behandlung, kortisonfreie Lotionen oder Antihistiminika-Salben gehören dazu. In heftigeren Fällen, oder aber wenn die genannten Behandlungsmethoden keinerlei Wirkung zeigen, wird auf mittelstarke Kortisoncremes zurückgegriffen. Die Verabreichung von Kortison ist während der Schwangerschaft keineswegs ausgeschlossen, besonders bei zu erwartenden Frühgeburten wird bewusst Kortison gegeben, um den Lungenreifungsprozess zu fördern. Jedoch begünstigt Kortison die Bildung von Schwangerschaftsstreifen. Sollten Kortisoncremes bereits im ersten Trimester erforderlich sein, so müssen Sie darauf achten, dass Ihre Partnerin das Mittel auf nicht mehr als einem Drittel ihrer Hautfläche aufträgt.

Kapitel 1.2.9: Schwangerschaftsdiabetes

Der sogenannte Schwangerschaftsdiabetes tritt als eine der häufigsten Begleiterscheinungen etwa bei 40 % aller Schwangeren auf. Meist fürchten sich die Betroffenen vor Geburtskomplikationen, doch die Sorgen sind häufig vollkommen unbegründet, da sich der Nachwuchs normal entwickelt und gesund zur Welt kommt. Im Gegensatz zum klassischen Diabetes mellitus verschwinden die hormonbedingten Stoffwechselstörungen in den allermeisten Fällen einige Zeit nach der Geburt wieder vollständig, auch wenn die Symptome der Schwangeren, denen des Diabetes mellitus Typ II durchaus ähneln. Vorsicht ist dennoch geboten: Auch der Schwangerschaftsdiabetes kann unbehandelt zu ernsthaften gesundheitlichen Beeinträchtigungen für Ihre Partnerin und Ihr Kind führen. Werden Sie deshalb bereits proaktiv tätig und sorgen Sie für ausgewogene Ernährung und genügend Bewegung Ihrer Partnerin während der Schwangerschaft.

Durch die Umstellung des Hormonhaushalts und den damit einhergehenden veränderten Stoffwechsel kann Zucker nach Mahlzeiten nur bedeutend langsamer in die Zellen des Körpers aufgenommen werden. Daher kommt es häufig zu erhöhten Blutzuckerwerten, die an sich noch kein Anzeichen für eine Diabeteserkrankung darstellen. Der Übergang zum Schwangerschaftsdiabetes ist fließend. Erst ein deutlich länger oder sogar dauerhaft erhöhter Blutzuckerspiegel lässt auf die Erkrankung schließen. Da sie häufig beschwerdefrei auftritt, wird sie oft erst spät erkannt.

Es gibt einige Risikofaktoren, die die Wahrscheinlichkeit einer Schwangerschaftsdiabetes erhöhen. So sind besonders Frauen gefährdet, die eine verringerte Insulinsensitivität aufweisen. Die Zellen ihres Körpers reagieren weniger auf das Hormon Insulin, das den Blutzuckerspiegel reguliert. Dieser Effekt verstärkt sich etwa ab der Hälfte der Schwangerschaft, da die Produktion von Insulin gehemmt wird. Bei den meisten Frauen mit Schwangerschaftsdiabetes reicht die verbleibende Menge nicht aus, um den Mehrbedarf zu kompensieren. Frauen mit Übergewicht sind generell anfälliger für eine Diabeteserkrankung, so auch bei dem

Schwangerschaftsdiabetes. Hierbei spielen vor allem die Zellen des Bauchfetts eine entscheidende Rolle, da sie die Resistenz anderer Körperzellen vor Insulin begünstigen. Dadurch wird eine größere Menge des Hormons benötigt, um den aufgenommenen Zucker zu verarbeiten. Auch Schwangere, deren nahe Angehörige an Diabetes erkrankt sind, weisen eine höhere Wahrscheinlichkeit auf, ebenso wie Frauen, bei denen der Schwangerschaftsdiabetes in einer vorangegangenen Schwangerschaft auftrat, das Kind damals sehr groß und schwer war oder körperlich fehlgebildet war. Auch mehrfache Fehlgeburten sowie ein höheres Schwangerschaftsalter stellen Risikofaktoren dar. Nimmt Ihre Partnerin bestimmte Medikamente, wie Betablocker oder Antidepressiva ein, ist die Wahrscheinlichkeit der Erkrankung ebenfalls erhöht.

Den Schwangerschaftsdiabetes erkennen Sie nicht immer (sofort) anhand äußerlicher Merkmale. Dennoch lassen einige in Kombination auftretende Symptome darauf schließen, dass Ihre Partnerin Schwangerschaftsdiabetes haben könnte. Zu ihnen gehören häufige Entzündungen der Harnwege oder der Scheide, da der ausgeschiedene Zucker Nährboden für Keime bildet, eine hohe Fruchtwassermenge, außergewöhnliche Größen- und Gewichtszunahme Ihres ungeborenen Sprösslings, da dieser eine gesteigerte Kohlenhydratzufuhr erfährt, sowie Bluthochdruck. Ihre Partnerin könnte außerdem Anzeichen wie Müdigkeit, großen Durst, häufiges Wasserlassen oder dauerhaften Schwindel aufweisen.

Nachgewiesen wird der Schwangerschaftsdiabetes im Rahmen der vorgeschriebenen Untersuchung zwischen der 24. und 28. Schwangerschaftswoche durch den Frauenarzt. Dieser führt den sogenannten oralen Glukosetoleranztest durch. Dabei trinkt die Schwangere ein Glas Wasser, in welchem zuvor 50 Gramm Traubenzucker aufgelöst wurden. Hierzu muss sie vollkommen nüchtern erscheinen. Anschließend wird der Blutzucker eine Stunde später durch Blutabnahme gemessen. Liegt der Wert über dem Grenzwert von 135 mg/dl, wird der Test mit einer erhöhten Menge Glukose erneut durchgeführt. Sind schließlich insgesamt drei Testergebnisse positiv, wird die Diagnose Schwangerschaftsdiabetes festgestellt.

In Normalfällen genügt es bereits, wenn Ihre Partnerin dann ihre Ernährung umstellt und sich häufig bewegt. Erst wenn auch dies nicht genügt, ist die zusätzliche Gabe von Insulin durch Spritzen erforderlich. Ihre Partnerin erhält jedoch eine individuelle Ernährungsberatung, um Blutzuckerwerte abzusenken und eine moderate Gewichtszunahme Ihrer Partnerin und des Kindes zu gewährleisten. Ihre Partnerin sollte im besten Fall sieben kleinere Mahlzeiten pro Tag zu sich nehmen, um das Spritzen von Insulin zu vermeiden. Eine kohlenhydrathaltige Mahlzeit vor dem Zubettgehen sorgt für das Aufrechterhalten der Energie während der Nacht. Vollkornprodukte, Hülsenfrüchte, pflanzliche Öle, Obst und Gemüse sowie fettarme Milch- und Fleischprodukte sollten nun auf dem Speiseplan stehen. War Ihre Partnerin vor der Schwangerschaft bereits übergewichtig, sollte keine zu strenge Diät gehalten werden. Die extreme Umstellung würde ihren Körper überfordern.

Verbringen Sie mit ihr auf jeden Fall viel Zeit, um gemeinsam aktiv zu bleiben. Gehen Sie mit ihr Radfahren und Schwimmen, oder machen Sie ausgedehnte Spaziergänge zu zweit. So verlieren Sie während der Schwangerschaft nicht den Draht zueinander und Ihre Partnerin bleibt in Bewegung, was zur Vermeidung von Schwangerschaftsdiabetes oder zur Linderung der Symptome beitragen kann. Letztlich ermöglicht das die natürliche Entwicklung Ihres Kindes.

Wurde Schwangerschaftsdiabetes einmal ärztlich festgestellt, so gilt sie als Risikoschwangerschaft, auch wenn sich auf den ersten Blick keinerlei Komplikationen ergeben. Es kann dennoch zu einigen teils gefährlichen Folgeerkrankungen und unvorhergesehenen Schwierigkeiten kommen. Zum einen besteht die Gefahr von Wassereinlagerungen im Gewebe der Schwangeren, sogenannten Ödemen, aufgrund des Bluthochdrucks. Des Weiteren besteht ein erhöhtes Risiko von Unterleibsentzündungen, da Zucker über den Urin ausgeschieden wird, welcher die Ausbreitung von Pilzen und Bakterien begünstigt. Dadurch kann es zu Blasen- und Nierenbeckenentzündungen kommen. Auch für das ungeborene Kind kann der Schwangerschaftsdiabetes zu Komplikationen führen, etwa zur Früh- oder Fehlgeburt, was auf eine zu hohe

Menge des Fruchtwassers zurückzuführen ist. Dieses kann die Gebärmutter ab einem bestimmten Zeitpunkt nicht mehr halten, sodass es zum verfrühten Blasensprung kommt. Ihr ungeborenes Kind reagiert auf den dauerhaft hohen Blutzuckerspiegel mit einem Insulinüberschuss, der es stark wachsen lässt. Bei solchen Geburten ist es nicht unüblich, dass die Neugeborenen über 4.000 Gramm Geburtsgewicht auf die Waage bringen. Allerdings ist eine Geburt auf natürlichem Wege bei dieser Größe oft nur schwer möglich und, falls sie durchgeführt wird, kann es sein, dass das Kind im Geburtskanal stecken bleibt und eingegriffen werden muss, wobei es zu Verletzungen von Mutter und Kind kommen kann. In absehbaren Fällen empfiehlt sich ein Kaiserschnitt. Da die Lungen bei einer verfrühten Geburt noch nicht immer vollends ausgeprägt sind, müssen Neugeborene, obwohl sie eine beträchtliche Größe aufweisen, häufig mit Sauerstoff versorgt werden.

Schließlich besteht die Möglichkeit von Langzeitfolgen für das Kind. Dieses hat ein erhöhtes Risiko für die Entwicklung von Diabetes mellitus, welcher sich schon bis zum 20. Lebensjahr zeigen kann. Auch entwickeln sie häufiger Übergewicht und Bluthochdruck.

Beugen Sie also durch eine gesunde, ausgewogene Ernährung dem Schwangerschaftsdiabetes vor und sorgen Sie so für eine gesunde Entwicklung von Mutter und Kind.

Kapitel 1.2.10: Präeklampsie und das HELLP–Syndrom

Übelkeit und Erbrechen sind Beschwerden, die sehr häufig insbesondere im ersten Trimester der Schwangerschaft auftreten. Treten diese Symptome in Verbindung mit rechtsseitigen Schmerzen am Oberbauch jedoch erst ab der 20. Schwangerschaftswoche auf, so ist äußerste Vorsicht geboten, denn es könnte sich dabei um eine Präeklampsie, oder einfach Schwangerschaftsvergiftung genannt, handeln. Diese tritt in unterschiedlichen Schweregraden bei etwa fünf bis zehn Prozent aller Schwangeren, meist Erstgebärenden auf. Sie kann aufgrund ihres nicht vorherzusehenden Verlaufs und ihrer teils schwierigen Nachweisbarkeit zu gesundheitlichen Gefahren für Mutter und Kind führen.

Beobachten Sie bei Ihrer Partnerin die genannten Symptome, die zusätzlich vielleicht durch Kopfschmerz, Augenflimmern oder Wassereinlagerungen im Gewebe begleitet werden, oder ist der Blutdruck erhöht, so weist dies auf eine mögliche Präeklampsie hin. Warnzeichen können außerdem plötzlich anschwellende Hände, Füße oder Schwellungen im Gesicht sein. Auch die massive Gewichtszunahme von mehr als einem Kilogramm pro Schwangerschaftswoche stellt ein Indiz für die Erkrankung dar. Hierauf sollten Sie achten. In der Regel gehört es bei den regelmäßigen ärztlichen Untersuchungen dazu, dass der Blutdruck gemessen und der Urin auf ausgeschiedene Eiweiße untersucht wird. Besuchen Sie deshalb insbesondere im letzten Schwangerschaftsdrittel regelmäßig den Gynäkologen, da auf diese Weise eine Präeklampsie diagnostiziert werden kann, auch wenn keinerlei oder nur leichte Beschwerden auftreten. Für das Wohl Ihres Babys ist es auf jeden Fall ratsam, die Erkrankung früh genug zu erkennen, auch wenn sie tatsächlich erst durch die Geburt therapiert werden kann.

Ursache für die Präeklampsie bildet nämlich eine mütterliche Autoimmunreaktion auf die Schwangerschaft. Im Blut der Mutter kann DNA Ihres gemeinsamen Kindes nachgewiesen werden. Auch die genetische Veranlagung von Ihrer oder der Seite Ihrer Partnerin kann eine Rolle spielen, ebenso wie die vollständige Einnistung der Plazenta in die Gebärmutterschleimhaut.

Es bestehen noch weitere Risikofaktoren, die das Auftreten der Präeklampsie begünstigen, etwa Übergewicht der Schwangeren, wenn diese das 35. Lebensjahr überschritten hat, Mehrlinge erwartet, vor der Geburt bereits Diabetes mellitus hatte oder an Schwangerschaftsdiabetes leidet oder Nierenleiden bestehen.

Sollte die Präeklampsie auftreten, so sind damit Konsequenzen für Ihr ungeborenes Kind verbunden. Bleibt die Erkrankung unerkannt, kann es zu Wachstumsbeeinträchtigungen des Fötus kommen, da dieser nicht ausreichend mit Nährstoffen und Sauerstoff versorgt wird. Bei schweren Formen muss eine baldige Geburt erfolgen, um eine Totgeburt zu verhindern.

Eine spezielle und deutlich schwerere Verlaufsform der Präeklampsie wird HELLP-Syndrom genannt. Sie ist mit einer deutlich reduzierten Menge an Blutplättchen (Thrombozyten) und erhöhten Leberwerten verbunden und kann für Frau und Kind zur Gefahr werden. Vor allem die rechtsseitigen Oberbauchschmerzen treten auf sowie manche Symptome der klassischen Präeklampsie. Die Gerinnungsstörung muss möglichst früh entdeckt und entsprechend gehandelt werden, da ansonsten kaum abzusehen ist, welchen Verlauf die Erkrankung nimmt. Häufig entscheiden sich die Ärzte dazu, die Geburt rasch einzuleiten bzw. vorab noch Kortison zu verabreichen, um die Lungenreife beim Kind zu erzielen. Es besteht insbesondere ein erhöhtes Risiko für Hirnblutungen, Schlaganfälle oder eine Leberruptur für Ihre Partnerin. Auch Langzeitfolgen in Form von Hypertonie, Nierenversagen oder venöse Thromboembolien können bei ihr Jahre nach der Geburt auftreten.

Bleiben Sie also aufmerksam, vor allem wenn Ihre Partnerin einen oder mehrere Risikofaktoren erfüllt und gegen Ende der Schwangerschaft entsprechende Symptome auftreten. Sorgen Sie für den regelmäßigen Arztbesuch und zögern Sie nicht, diesen auch darüber hinaus bei Beschwerden Ihrer Partnerin aufzusuchen.

Kapitel 1.2.11: Mehrlinge

Für viele Paare ist die Nachricht ein Schlag ins Gesicht, für andere ein glücklicher Segen: Sie erwarten Mehrlinge. Egal, ob Sie sich freuen oder Sie die Diagnose erst einmal verdauen müssen, nun gilt es, für die gesunde Entwicklung Ihrer Sprösslinge zu sorgen und dabei einige besondere Regelungen zu beachten, um diese zu gewährleisten.

Statistisch gesehen ist eine Mehrlingsgeburt vergleichsweise unwahrscheinlich. Weniger als zwei Prozent aller Schwangerschaften sind Mehrlingsschwangerschaften. Dennoch steigt die Zahl stetig an, was auf die vermehrten Hormonbehandlungen zur Steigerung der Fruchtbarkeit sowie auf künstliche Befruchtungen, bei welchen mehrere befruchtete Eizellen eingesetzt werden, zurückgeführt werden kann. Sie als Eltern sind bei der Feststellung der Mehrlingsschwangerschaft, die sich häufig schon bei der ersten Ultraschalluntersuchung ergibt, sowohl vor als auch nach der Geburt besonders gefordert. Es gilt für Sie noch strenger auf gesunde, ausgewogene Ernährung, Zuführung von Vitaminen und Elektrolyten sowie auf die häufigere Termindichte bei Ärzten zu achten. Schließlich werden Sie beide auch auf das häufig herausfordernde Leben mit zwei oder mehr Säuglingen vorbereitet. Begleiten Sie Ihre Partnerin und unterstützen Sie sie, wo Sie können, denn nicht selten wird sie auf Ihre Hilfe angewiesen sein.

Eine Mehrlingsschwangerschaft macht sich nicht unbedingt bemerkbar. Manchmal setzen morgendliche Übelkeit und Erbrechen früher als gewöhnlich ein oder die Gewichtszunahme Ihrer Partnerin vollzieht sich rascher. In der Regel bleiben Sie aber auf die ärztliche Untersuchung angewiesen, um in Erfahrung zu bringen, ob Ihre Partnerin mit mehr als nur einem Kind schwanger ist. In einem sehr frühen Stadium ist es durchaus nicht ausgeschlossen, dass noch einer der Föten nach wenigen Wochen der Schwangerschaft von selbst abgeht.

Es gibt verschiedene Arten der Schwangerschaft, die auch mit unterschiedlichen Risiken für Ihre ungeborenen Kinder verbunden sein können. Die häufigsten Mehrlingsschwangerschaften sind zweieiige Zwillinge. Sie entstehen aus zwei verschiedenen Eizellen, die etwa zur selben Zeit befruchtet werden und sich in der Gebärmutter einnisten. Dabei wächst jeder Fötus in einer eigenen Plazenta und jeweils einer eigenen Fruchthöhle heran. Hierbei ist das Risiko für Ihre beiden Kinder am geringsten, da ihre gleichwertige Versorgung weitgehend sichergestellt ist. Anders kann dies etwa bei eineiigen Zwillingen sein. Sie entstehen aus einer befruchteten Eizelle, die sich nach Tagen der Befruchtung in zwei Zellkerne mit identischen Erbanlagen teilt. Deshalb haben eineiige Zwillinge auch immer dasselbe Geschlecht und ähneln sich im Gegensatz zu zweieiigen Zwillingen optisch deutlich. Je später die Eizelle sich in zwei Zellkerne teilt, desto schwieriger die Bedingungen für die heranwachsenden Föten. Findet die Teilung etwa bis zum dritten Tag statt, so entwickeln sie sich in zwei separaten Fruchthöhlen und werden über eine jeweils eigene Plazenta von der Mutter versorgt. Etwa nach dem achten Tag nach der Befruchtung müssen sie sich sowohl dieselbe Fruchthöhle als auch dieselbe Plazenta teilen. Findet die Teilung erst nach dem zwölften Tag statt, so entstehen siamesische Zwillinge, die miteinander verbunden bleiben, wobei es sich um eine Fehlentwicklung handelt. Die Wahrscheinlichkeit ist mit einer aus rund 50.000 Schwangerschaften äußerst gering. Drillinge, Vierlinge oder Mehrlinge können aus verschiedenen Kombinationen der beiden Varianten entstehen.

Es kann bei Mehrlingsschwangerschaften, bei denen sich mehrere Kinder dieselbe Plazenta teilen, durchaus vorkommen, dass sich ein Kind zulasten der anderen besonders gut entwickelt, währen die anderen in der Entwicklung hinterherhinken. Stellen die Ärzte dieses Phänomen fest, nehmen sie dem gut entwickelten Kind in der Bauchhöhle Blut ab, während den anderen Blut zugeführt wird.

Eine Mehrlingsschwangerschaft stellt immer zugleich eine Risikoschwangerschaft dar, da die Wahrscheinlichkeit für Komplikationen erhöht ist. Besonders ein vorzeitiger

Blasensprung führt schnell zur Frühgeburt. Generell ist die Schwangerschaftsdauer mit Mehrlingen geringer, als wenn Ihre Partnerin nur mit einem Kind schwanger ist. Jedoch werden die Ärzte versuchen, die Föten so lange als möglich im Mutterleib heranwachsen zu lassen, um alle Funktionen und die Organe ausreichend entwickeln zu lassen. Bei Mehrlingen kann beobachtet werden, dass diese oft im Wachstum verzögert sind oder sich auch Fehlbildungen entwickeln. Letztlich reicht das Risiko bis hin zur Fehlgeburt oder dem intrauterinen Fruchttod.

Um diese Folgen einer Mehrlingsschwangerschaft zu verhindern, ist es wichtig, die besonderen Vorgaben zu beachten und die in verkürztem Abstand stattfindenden Vorsorgeuntersuchungen ausnahmslos wahrzunehmen. Besonders wichtig ist die richtige Ernährung für Ihre Partnerin. Sie sollte zusätzlich darauf achten, Eisen, Jod und Kalzium zu sich zu nehmen, um die Entwicklung Ihrer Sprösslinge zu fördern. Sie ist durch das höhere Körpergewicht außerdem oft besonderen Belastungen ausgesetzt, die häufig zu Rückenbeschwerden, Verstopfung, Bluthochdruck, der Bildung von Krampfadern oder Schlaflosigkeit führen können. Es gibt jedoch auch Methoden, um die Beschwerden in den Griff zu bekommen. Hierzu zählt etwa Yoga, autogenes Training oder Akupunktur. Wichtig ist, dass sie sich insbesondere im letzten Trimester besonders schont, um nicht versehentlich die Wehen auszulösen.

Schließlich kommt es zur Geburt. Zwillinge können in der Regel auf natürlichem Wege geboren werden, vorausgesetzt beide Kinder befinden sich in der entsprechenden Lage. Die Ärzte werden versuchen, beide Kinder in die entsprechende Position zu bringen. Gelingt dies nicht, ist es möglich, dass eines oder beide Babys mit einem Kaiserschnitt zur Welt gebracht werden. Bei Drillingen, Vierlingen und Mehrlingen ist dies die Regel. Treten Komplikationen auf, so werden die Ärzte bereits ab der 32. Schwangerschaftswoche empfehlen, die Geburt einzuleiten. Zwischen den Geburten Ihrer Kinder können oft 20 bis 30 Minuten vergehen. Um den Blutverlust Ihrer Partnerin auf einem für sie ungefährlichen Niveau halten zu können, erhält sie entsprechende medikamentöse Unterstützung seitens der Ärzte.

Haben Sie schließlich Ihre beiden, drei, vier oder mehr Kinder gesund und wohlauf in Ihren Armen, beginnt eine aufregende und auch nervenaufreibende Zeit für Sie beide. Es gilt, sich nicht nur um einen einzelnen Säugling und dessen Bedürfnisse zu kümmern, sondern es wollen mehrere Babys gleichsam von Ihnen umsorgt, gefüttert und gewickelt werden. Stehen Sie auch dann Ihrer Partnerin zur Seite, besonders, wenn Sie von der Arbeit heimkehren und ihr ein oder mehrere Kinder abnehmen können.

Schließlich stehen Ihnen für Mehrlingsgeburten weitere Leistungen zu, über die es sich besonders für Sie als Vater vorab zu informieren gilt. Zwar bleibt das Elterngeld als Entschädigung für den Verdienstausfall stets gleich hoch, jedoch erhalten Sie Mehrlingszuschläge. Haben Sie mehrere Kinder, können Sie für jedes von ihnen gesondert Elternzeit nehmen. Für Ihre Partnerin dehnt sich die Mutterschutzfrist aus, auf bis zu zwölf Wochen nach der Geburt, wobei jeder Tag, den Ihre Kinder zu früh auf die Welt kamen, hinzugefügt wird. Schließlich können Sie in der Anfangszeit auch Hilfen im Alltag in Anspruch nehmen.

Informieren Sie sich ausgiebig und intensiv über die Möglichkeiten und Vorteile, die Ihnen im Fall einer Mehrlingsgeburt geboten werden. Seien Sie auch gerade zu Beginn für Ihre Partnerin und Ihre Kinder da. Vielleicht bietet sich Ihnen ja irgendwann die Chance, im Rahmen einer Vater-Mutter-Kind-Kur eine Auszeit vom stressigen Familien- und Berufsalltag zu nehmen?

Kapitel 2: Der typische Ablauf einer Geburt – in der Klinik oder zu Hause

Bald ist es soweit: Die Schwangerschaft Ihrer Partnerin ist bereits fortgeschritten und es könnte jeden Augenblick passieren. Die Geburt Ihres Kindes ist ein ganz besonderer Moment, den Sie als Vater unbedingt mit begleiten sollten. Stehen Sie Ihrer Partnerin bei, wenn sie die oft stundenlange Prozedur über sich ergehen lässt und Schmerzen erleidet. Sie wird auf Ihre Beruhigung angewiesen sein und Sie werden Ihr die Zuversicht schenken, dass alles gut wird.

Jede Geburt verläuft anders. Nicht selten kommt es zu Komplikationen, die einen schnellen medizinischen Eingriff notwendig machen, um die Gesundheit von Frau und Kind nicht zu gefährden. Darum ist es gerade bei Risikoschwangerschaften wichtig, dass Ihre Partnerin medizinisch bestens versorgt wird und ein Team von Ärzten sich um sie kümmert. Besonders in Fällen, bei denen bereits während der Schwangerschaft Komplikationen aufgetreten sind oder sich Unregelmäßigkeiten bei Ihrem ungeborenen Kind zeigten, empfiehlt sich dringend die Geburt in einer Klinik. Alternativ gibt es die Möglichkeit, das Kind in einem speziellen Geburtshaus auf die Welt zu bringen. Viele Paare ziehen diese Variante den Kliniken vor, da die Atmosphäre intimer ist und der Moment der Geburt intensiver erlebt werden kann. Zudem können unterschiedliche Wege der Geburt, etwa in warmem Wasser, gewählt werden, um es Ihrer gebärenden Partnerin so angenehm wie möglich zu machen. Auch hier ist rund um die Uhr fachkundiges Personal vor Ort, das im

Einzelfall rasch entscheiden kann, ob das Kind auf natürlichem Wege geboren werden kann oder doch eine Verlegung in die Klinik erforderlich ist. Letztlich ziehen wieder mehr werdende Eltern es vor, ihr Kind zu Hause zu bekommen. Vor vielen Jahren war die Hausgeburt noch Gang und Gäbe. Dabei steht der gebärenden Frau lediglich eine Hebamme zur Seite, die die Geburt von den Wehen bis zur Nachgeburt begleitet. Es handelt sich dabei um die risikoreichste Alternative, doch schätzen sie Paare häufig, da die Hausgeburt in gewohnter Umgebung das Gefühl von Vertrautheit und Schutz bietet. Voraussetzung hierbei ist, dass die Schwangerschaft ohne große Komplikationen oder Schwierigkeiten verlaufen ist und Sie beide ein gesundes Kind erwarten.

Entscheiden Sie sich für den klassischen Weg über die Klinik, so finden bereits vor der Geburt einige Termine statt, in welchen Sie sich mit dem Ablauf und den Räumlichkeiten sowie den verschiedenen Arten, auf die Ihr Baby zur Welt gebracht werden kann, vertraut machen. Wenn es soweit ist und Ihre Frau den Blasensprung hatte, muss es schnell gehen. Sie werden in der Klinik aufgenommen und kommen in den Kreißsaal, wo Sie bis zum Ende der Geburt und einige wenige Stunden darüber hinaus bleiben werden. Ist gerade kein Kreißsaal frei, da viele Geburten anstehen, versuchen die Ärzte und Hebammen die Geburt noch ein wenig hinauszuzögern. In der Regel wird aber Ihre Partnerin sofort im Kreißsaal rund um die Uhr von medizinischem Fachpersonal, insbesondere von Hebammen, versorgt, um die Geburt vorzubereiten. Ist das kleine Wunder geschehen, kommt es ganz auf den gesundheitlichen Zustand von Mutter und Kind an. Bei einer problemlos verlaufenen Geburt können Sie die Klinik bereits am selben Tag noch verlassen, wenn sowohl Ihre Partnerin als auch Ihr Sprössling gesund und wohlauf sind. Ansonsten steht der Wechsel in die Wochenstation an, auf welcher die beiden noch einige Tage verbringen, bis alle Auffälligkeiten und Komplikationen behoben sind.

Wichtig ist, dass jede Frau ihren Geburtsort für sich entdeckt, egal für welche Alternative Sie sich beide für die Geburt entscheiden – ob klassisch in der Klinik bzw. einem Geburtshaus oder zu Hause mit der Hebamme. Beide

Varianten werden in diesem Kapitel ausführlich mit all ihren Vorzügen und Nachteilen dargestellt.

Kapitel 2.1: Geburt in der Klinik

Die meisten Geburten finden in der Klinik statt, um das Risiko für Mutter und Kind zu minimieren. Hierfür gibt es meist einen standardisierten Ablauf, wenn es sich um eine vaginale Geburt handelt, auch wenn jede Geburt im Grunde einzigartig ist und unterschiedlich abläuft. Ab dem Zeitpunkt des Blasensprungs sollte es schnell gehen und Sie sollten entweder die Hebamme oder die Klinik verständigen. Wenn der Kopf Ihres Kindes noch nicht fest im Becken sitzt, sollte ihre Partnerin liegend transportiert werden, um einen Nabelschnurvorfall zu vermeiden. Die Wehen häufen sich nun und kommen etwa alle paar Minuten. Bringen Sie Ihre Partnerin zum Kreißsaal. Versuchen Sie bereits vorab einen Bekannten zu finden, der Sie zur Klinik fährt, da Sie selbst wahrscheinlich zu aufgeregt sein werden, um zugleich auf das Wohlergehen Ihrer in den Wehen liegenden Partnerin und den Verkehr zu achten. Rufen Sie notfalls ein Taxi. Die Wehen werden immer stärker, während sich der Muttermund weiter öffnet. Dies ist die längste Phase während der Geburt, die oft mehrere Stunden andauern kann. Seien Sie für Ihre Partnerin da, aber lassen Sie dennoch alles geschehen. In Ihrer Rolle als Geburtsbegleiter sind Sie als werdender Vater dafür verantwortlich, ihr Ruhe und Kraft zu schenken, sie zu liebkosen oder zu massieren.

Schließlich werden die Wehen stärker und schmerzhafter. Die Geburt steht unmittelbar bevor. Viele Gebärende fallen dann oft in ein Loch. Sie sind erschöpft und wollen nicht mehr weitermachen. Üben Sie auf keinen Fall weiteren Druck auf Sie aus, sondern vertrauen Sie darauf, dass Ihre Partnerin es schaffen wird, genauso wie Sie auf die Fähigkeiten des medizinischen Personals vertrauen können. Bleiben Sie auch ruhig, wenn es zu Spannungen zwischen Hebamme, Ärzten und Ihrer Partnerin kommt. Vermitteln Sie, anstatt Partei zu ergreifen. Vergessen Sie nicht: Sie sind nur der Geburtsbegleiter, entscheiden aber nicht über die Vorgänge während der Geburt. Wenn die Presswehen einsetzen, können Sie ihren Nachwuchs bald in den Armen halten. Zuerst folgt das Köpfchen, bevor mit weiteren Wehen Schultern und Körper in den Geburtskanal rutschen. Ihr Baby wird nach der Geburt sofort auf den Bauch oder die Brust Ihrer Partnerin gelegt. Sie können nun auch die Nabelschnur durchtrennen, wenn Sie möchten, wenn der Mutterkuchen unter weiteren heftigen Wehen nachfolgt.

Ist alles geschafft, werden Sie erst einmal viel Zeit mit Ihrem kleinen Wunder verbringen. Es werden emotionale Stunden sein. Endlich sind Sie beide Eltern und können stolz auf Ihren Nachwuchs sein, der Ihre körperliche Nähe, Ihre Stimme und Wärme jetzt braucht. Nach etwa zwei Stunden enden die Blutungen aus der Gebärmutter Ihrer Partnerin, sodass Sie den Kreißsaal verlassen können und in die Wochenstation wechseln, wo Sie noch ein wenig Zeit mit dem Baby verbringen, nachdem die erste Untersuchung erfolgt ist. Bei einer ambulanten Geburt verlassen Sie die Klinik als glückliche, kleine Familie schon nach wenigen Stunden. Gibt es noch Gründe für ärztlichen Kontrollbedarf, etwa bei einer Frühgeburt, so wird Ihre Partnerin noch einige weitere Tage in der Klinik verbringen.

Achten Sie in den Wochen nach der Geburt ganz besonders auf Ihre Partnerin. Die Geburtswunden heilen ab und der Hormonhaushalt normalisiert sich wieder. Jetzt hat sie enormen Erholungsbedarf nach dem Kraftakt der Geburt, sodass Sie sich um Sie und das gemeinsame Kind kümmern müssen.

So sieht die gewöhnliche Geburt ohne Auffälligkeiten und Komplikationen in einer Klinik aus. Bei den meisten Geburten wird sich der Ablauf ganz ähnlich gestalten. Haben Sie aber keine Angst, wenn einmal etwas nicht nach Plan läuft und haben Sie Vertrauen und Zuversicht, dass sich alles zum Guten wenden wird. Außerdem muss nicht bei jeder Geburt eine medizinische Maximalversorgung stattfinden. Viele Kliniken haben an die ärztlichen Kreißsäle angeschlossene, teilweise räumlich verbundene Hebammenkreißsäle, in welchen Ihnen eine familiäre Umgebung, allein unter der Begleitung einer Hebamme ohne ärztliches Personal geboten wird. Dies kann den Geburtsprozess für Ihre Partnerin deutlich heimeliger und entspannter gestalten. Sollten wider Erwarten Komplikationen auftreten, ist der Weg zum ärztlichen Kreißsaal nicht weit. Vor allem in Krankenhäusern mit kleinen geburtshilflichen Abteilungen wird darauf geachtet, dass die Geburt für Sie beide zu einem Erlebnis wird, an das Sie gerne zurückdenken. Ärzte und Hebammen arbeiten hierbei als Team Hand in Hand. Meist handelt es sich dabei um Beleghebammen, die Sie in den Wochen vor der Geburt schon kennenlernen können und die Ihnen wichtige Tipps rund um die Schwangerschaft, die Geburt sowie die Zeit danach geben. Ein Perinatalzentrum mit maximaler ärztlicher Versorgung sollten Sie dann aufsuchen, wenn es sich um eine Risikoschwangerschaft handelt, Vorerkrankungen Ihrer Partnerin bestehen oder bereits während der Schwangerschaft Komplikationen eingetreten sind. Auf diese Weise wird sichergestellt, dass Frau und Kind bestmöglich versorgt werden. Natürlich wird auch in Perinatalzentren darauf geachtet, ein familiäres, individuelles Umfeld zu schaffen. Nicht immer gelingt dies so, wie gewünscht, wenn Schwierigkeiten oder besondere Schmerzen auftreten, oder ein Kaiserschnitt erfolgen muss, um das Kind gesund zur Welt zu bringen.

Bedenken Sie, dass eine Geburt auch in einem Klinikum gut vorbereitet sein will. Sie werden sich zur Geburt des Kindes anmelden und müssen die zahlreichen Vorsorgeuntersuchungen durchführen lassen, um Komplikationen frühzeitig festzustellen. Darüber hinaus ist es als Mann Ihre Aufgabe, ab dem Zeitpunkt des Blasensprungs zu organisieren: Bringen Sie alle wichtigen Papiere, vor allem den Mutterpass, mit in die Klinik und sorgen Sie für bequeme Kleidung sowie Getränke und Mahlzeiten für sich und Ihre Partnerin. Eine Geburt kann mehrere Stunden bis zu einem vollen Tag in Anspruch nehmen und Sie müssen sich vor Ort selbst versorgen können. Schließlich werden auch Sie als frischgebackener Vater die Geburt bei der Klinikverwaltung anzeigen, um die Geburtsbeurkundung beim zuständigen Standesamt zu veranlassen. Auch die weiteren Antragstellungen, etwa für Kinder- und Elterngeld, sollten Sie Ihrer

Partnerin abnehmen. Sie hat Großartiges geleistet und sollte sich nun so gut es geht schonen, zumal sie ohnehin vorrangig Ihr Baby umsorgen und gegebenenfalls regelmäßig stillen wird. Belasten Sie sie in dieser Phase nicht auch noch mit lästigem „Papierkram", sondern kümmern Sie sich selbst darum. Dies ist der Beitrag, den Sie als Vater leisten können.

Der Vorteil der Geburt in einer Klinik besteht klar in der sehr guten ärztlichen Versorgung Ihrer Partnerin und Ihres Sprösslings. Geschultes und routiniertes Personal sorgt für Sicherheit und verfügt im Notfall über die erforderliche Ausstattung, um dringende medizinische Eingriffe zu ermöglichen, die über Leben und Tod entscheiden können. Zudem kann Ihre Partnerin rund um die Uhr versorgt werden. Auch wenn sie sehr unter Schmerzen leidet, kann ihr auf einfache Weise Abhilfe geschafft werden. Ein weiterer Vorteil der Geburt in der Klinik liegt in der frühzeitigen Befassung des Elternpaares mit dem Ablauf der Geburt. Sie machen sich gemeinsam mit den Räumlichkeiten sowie den im speziellen Fall Ihrer Partnerin potenziell auftretenden Schwierigkeiten vertraut und sind frühzeitig darüber informiert, was mit ihr geschieht, wenn es soweit ist.

Jedoch leidet bei Geburten in der Klinik oft der persönliche, familiäre Charakter. Sie befinden sich in einem Krankenhaus, dessen vorrangiges Ziel es ist, die Gesundheit von Menschen aufrechtzuerhalten bzw. wiederherzustellen. So ist das auch im Kreißsaal. Dadurch können Sie nicht so selbstbestimmt vorgehen, wie Sie beide es sich vielleicht wünschen. Sicherlich stimmen Hebamme und Ärzte den weiteren Prozess mit Ihrer Partnerin ab, doch stehen Ihnen nur wenige Möglichkeiten zur Verfügung, um die Dinge so zu beeinflussen, wie Sie beide es gerne hätten. Das kann bei Ihrer Partnerin Stress auslösen und sie in Angst versetzen, insbesondere wenn die Abläufe aufgrund einer zu vermeidenden Komplikation rasch geändert werden müssen. Oft ist der Kaiserschnitt das letzte Mittel, um Ihr Kind gesund auf die Welt zu bringen. Dieser operative Eingriff kann nur von Ärzten in der Klinik durchgeführt werden. Hinzu kommt die Tatsache, dass gerade in Perinatalzentren Ärzte und Hebammen schichtweise wechseln und Ihnen beiden keine festen Ansprechpartner zur Verfügung stehen. Hier gibt eine Beleghebamme Sicherheit und Vertrauen.

Kapitel 2.2: Natürliche Geburt ohne Klinik – die Hausgeburt

Die Hausgeburt war in früheren Zeiten die Regel, doch heutzutage ist sie nur noch bei etwa einem bis zwei Prozent aller Geburten der Fall. Sie kann für Sie beide als Eltern dennoch zu einem besonderen Erlebnis in vertrauter Umgebung werden. Voraussetzung ist stets, dass während der Schwangerschaft keine Komplikationen aufgetreten sind und sowohl Mutter als auch Kind nach der letzten gynäkologischen Vorsorgeuntersuchung gesund und wohlauf waren. Auch wenn die Hausgeburt einfach klingt, erfordert sie insbesondere von Ihnen als Vater einiger Vorbereitung, wenn es soweit ist.

Bei einer Hausgeburt werden Sie durch eine Hebamme, die Sie beide selbständig auswählen, vor, während und auch nach der Geburt noch betreut. Sie bauen ein besonderes Vertrauensverhältnis zu ihr auf und können Ihr sämtliche Fragen rund um die Schwangerschaft und die Geburt, die Sie beschäftigen, stellen. Sie selbst hält sich im Falle der Geburt rufbereit, sodass Sie nicht auf sich selbst gestellt sind, wenn es losgeht. Sie bleibt den gesamten Geburtsprozess bis über die Nachgeburt hinaus bei Ihnen. Die gute Nachricht ist, dass die Kosten für eine Hausgeburt von der Krankenkasse übernommen werden. Lediglich ca. 250 € bis 300 € für die Rufbereitschaft müssen Sie selbst aufbringen.

Es gibt einige Ausschlussgründe für eine Hausgeburt. In folgenden Fällen muss die Geburt stets in der Klinik erfolgen:

- wenn Ihre Partnerin Vorerkrankungen hat bzw. bereits Risikofaktoren vor der Schwangerschaft, wie etwa Diabetes mellitus, mitbringt.

- nach einem bereits erfolgten Kaiserschnitt, da sich die Narbe während der Geburt öffnen könnte, was für Mutter und Kind gefährlich werden könnte.

- wenn es bei vorangegangenen Geburten bereits zu Schwierigkeiten gekommen ist.

- wenn Ihr Kind quer oder in der Beckenendlage liegt.

- wenn Sie Zwillinge, Drillinge, Vierlinge oder Mehrlinge erwarten, da es sich dabei grundsätzlich um Risikoschwangerschaften handelt.

- bei einer Frühgeburt vor der 37. Schwangerschaftswoche.

- wenn die Plazenta vollständig oder zu einem Teil über dem Muttermund liegt, da in diesen Fällen ein Kaiserschnitt vorgenommen werden muss.

Da die Risiken für Komplikationen in den genannten Fällen zu hoch sind, wird auch jede Hebamme zu einer Geburt in der Klinik raten. Die nächstgelegene Klinik sollte im Übrigen nicht weiter als 20 Minuten mit dem Auto von Ihrem Wohnort entfernt liegen, da es immer sein kann, dass die Geburt zu Hause abgebrochen werden muss und die Hebamme veranlasst, dass Ihre Partnerin in die Klinik verlegt wird. In schwierigen Fällen kommt es auf jede Minute, in der der Säugling keinen Sauerstoff erhält, an, um bleibende Schäden für das Kind zu vermeiden. Halten Sie sich also trotz der Entscheidung für eine Hausgeburt stets startbereit. Schließlich muss auch gesagt werden, dass bei der Hausgeburt trotz fehlender Anzeichen für Komplikationen unvorhersehbare Schwierigkeiten auftreten können und ein – wenn auch geringes – Risiko für die Gesundheit von Mutter und Kind in Kauf genommen wird. In der Regel sind Hebammen jedoch so erfahren, dass sie frühzeitig erkennen, wenn etwas nicht stimmt und Ihre Partnerin vorsichtshalber in die Geburtsklinik verlegen lassen.

Viele Paare fragen sich, welche Anzeichen auf die Geburt hinweisen. Sie bemerken die bevorstehende Geburt daran, dass der Bauch Ihrer Partnerin tiefer sinkt und der Kopf Ihres Kindes auf ihre Harnblase und den Darm drückt. Durch diese

Verlagerung kann sie nun wieder besser atmen. Der Muttermund war bisher durch einer Schleimpfropf verschlossen, welcher sich, gegebenenfalls begleitet durch eine leichte Blutung, löst. Schließlich kommt es zum Blasensprung. Das Fruchtwasser, von welchem das Kind während der Schwangerschaft umgeben war, geht entweder tröpfchenweise oder sogar schwallartig ab. Es handelt sich um den deutlichsten Vorboten einer bevorstehenden Geburt. Auch wenn die Wehen bei Ihrer Partnerin einsetzen, bedeutet das für Sie, die Hebamme zu verständigen und sie zu sich nach Hause zu holen.

Sie wird Ihre Partnerin die gesamte Zeit über unterstützen, überprüfen, ob Mutter und Kind soweit wohlauf sind, beim Atmen oder Wechseln der Geburtsposition helfen, Sicherheit vermitteln und für eine familiäre, vertraute Atmosphäre sorgen. Alle erforderlichen Instrumente und Ausrüstung, wie etwa Medikamente oder Abnabel-Instrumente führt sie mit sich. Auch nach der Geburt steht Sie Ihnen zur Seite, indem Sie die Geburtswunden versorgt und die erste Vorsorgeuntersuchung (U1) bei Ihrem neugeborenen Sprössling vornimmt. Die zweite Vorsorgeuntersuchung (U2) muss zwingend von einem Arzt zwischen dem vierten und dem zehnten Tag nach der Geburt durchgeführt werden. Auch wenn Sie Fragen zum Stillen oder zur Rückbildung haben, können Sie sich jederzeit vertrauensvoll an Ihre Hebamme wenden.

Es kann während der Geburt zu Hause immer passieren, dass diese abgebrochen und Ihre Partnerin in die Klinik verlegt werden muss. Das ist insbesondere der Fall, wenn der Blasensprung zwar erfolgt ist, aber auch zwölf Stunden danach noch keine Wehen einsetzen, obwohl die Hebamme Mittel gibt, um diese anzuregen. Auch wenn es zum Geburtsstillstand kommt, also wenn während der Austreibungsphase keine Presswehen mehr einsetzen, muss die Geburt zu Hause umgehend abgebrochen werden, ebenso im Falle einer falschen Einstellung des Kopfes Ihres Babys. Wenn Ihre Partnerin nach Stunden der Anstrengung am Ende ihrer Kräfte angelangt ist und in einen Erschöpfungszustand fällt, kann es ebenfalls sein, dass sie in die Klinik verlegt werden muss. Die Hebamme ist nicht befugt, eine

PDA zu geben, die in solchen Fällen schmerzlindernd wirkt. Verändern sich die Herztöne Ihres Kindes oder sind diese nur noch schwach hörbar, kann dies ebenfalls ein Grund sein, um in die Klinik zu wechseln. Der Hebamme stehen nicht die Instrumente zur Verfügung, die ein Gynäkologe in der Klinik bei Bedarf verwenden muss, insbesondere wenn eine Zange oder eine Saugglocke zum Einsatz kommt, um das Baby zu holen. Immer wieder treten bei Geburten schmerzhafte Dammrisse bei den Müttern auf. In der Regel können diese von der Hebamme auch zu Hause behandelt werden. Handelt es sich jedoch um einen sehr starken Dammriss, entscheidet sie sich letztlich ebenfalls für den Abbruch der Hausgeburt. Schließlich kann es auch nach der eigentlichen Geburt Ihres Sprösslings, wenn Sie diesen schon in den Armen halten durften, zu nachträglichen Verlegungen in die Klinik kommen, etwa wenn sich die Plazenta nicht ablöst oder starke Nachblutungen auftreten.

Jedoch können Sie trotz der möglicherweise auftretenden Komplikationen, die eine rasche Verlegung in die Klinik erfordern, beruhigt werden: Bei über 80 % aller Hausgeburten verläuft diese vollkommen ohne Probleme und so, wie Sie es sich wünschen.

Natürlich gibt es auch bei einer Hausgeburt einiges vorab zu organisieren und zu beachten. Stellen Sie sich auch Tage zuvor schon auf die bevorstehende Geburt ein und bereiten Sie alles für den großen Augenblick vor, denn es könnte jederzeit soweit sein. Machen Sie sich Gedanken zu den Lichtverhältnissen, sorgen Sie für eine entspannte Atmosphäre und eine warme Temperatur im Geburtsraum, denn Ihre Partnerin soll sich frei bewegen können, ohne frieren zu müssen. Gegebenenfalls müssen zusätzliche Wärmestrahler beschafft werden. Sorgen Sie außerdem für frische Bettwäsche und Handtücher, bequeme Kleidung für Sie beide, weiches Küchen- und Toilettenpapier, dünne Folie oder anderes Material, um vor Fruchtwasser und Blut zu schützen, Massageöle, Mahlzeiten und Getränke, die einfach einzunehmen sind, sowie natürlich Ausstattung für Ihr Baby. Daneben sollten Sie Ihr Fahrzeug stets betriebsbereit halten und auf eine ausreichende Tankfüllung achten, da jederzeit die Entscheidung fallen könnte, kurzfristig doch in die Klinik zu wechseln. Machen Sie sich vorsichtshalber mit der Strecke zum nächstgelegenen Krankenhaus sowie der dortigen Parksituation vertraut. Es wird im Zweifelsfall Ihre Aufgabe sein, Ihre Partnerin und die Hebamme so schnell wie möglich dorthin zu bringen. Auch die Zufahrten zu Ihrer Wohnung oder Ihrem Haus sollten frei sein, um es Sanitätern im Notfall zu ermöglichen, leicht zu Ihnen vorzudringen. Achten Sie auf einen möglichst vollständig geladenen Akku Ihres Smartphones und halten Sie die wichtigsten Telefonnummern griffbereit. Sollten Sie beide bereits Kinder haben, müsste die Betreuung im Falle der kurzfristigen Verlegung in die Klinik gesichert sein.

Schließlich entscheiden Sie beide, ganz besonders aber Ihre Partnerin, darüber, wo und wie die Geburt ablaufen soll. Auch die Hausgeburt bietet einige Vorteile, birgt jedoch auch einige Nachteile sowie Restrisiken für die Gesundheit von Mutter und Kind.

Der große Vorteil einer Hausgeburt besteht darin, dass Ihr gemeinsames Baby in der geschützten, vertrauten Umgebung Ihres Zuhauses zur Welt kommt. Sie können alles so gestalten, wie Sie es sich wünschen. Sie können den Raum in verschiedene Farben tauchen, ihm beruhigende Düfte verleihen oder Musik im Hintergrund spielen lassen, sodass es Ihrer Partnerin leichter fallen wird, sich zu entspannen. Durchaus möglich ist es auf diese Weise, dass sie die Geburtsschmerzen als weniger intensiv empfindet. Außerdem können Sie ganz genau bestimmen, wer bei der Geburt Ihres kleinen Nachkommens dabei sein darf und wer eben nicht. In der Klinik besitzen Sie diese Entscheidungsgewalt nicht. Kommt das Kind in einem Perinatalzentrum zur Welt, wechseln sich Ärzte und Hebammen sogar schichtweise ab. Die Hebamme bei der Hausgeburt ist Ihre Vertraute und unterstützt alle Ihre Wünsche und Vorstellungen vom Zeitpunkt der Geburt. Sie ist alleine für Ihre Partnerin und das zu erwartende Baby da und kümmert sich nicht noch um weitere Gebärende, wie dies etwa in Kliniken der Fall sein kann. Sie ist zwar keine Medizinerin und verfügt auch nicht über die entsprechende medizinische Ausrüstung, doch die

Hebamme ist eine auf Geburten spezialisierte und routinierte Fachfrau, die allerhand Methoden kennt, um Schmerzen vorzubeugen und die Geburt erträglich zu machen. Auch nach der Geburt steht Sie Ihnen während des Wochenbettes zur Verfügung und hilft Ihnen beiden bei den ersten Schritten mit Ihrem Kind.

Gerade die fehlende ärztliche Ausstattung der Hebamme stellt einen entscheidenden Nachteil der Hausgeburt dar, insbesondere wenn es aufgrund eines Notfalls schnell gehen muss. Die Hebamme ist nicht befugt, möglicherweise erforderliche Eingriffe, wie etwa einen Kaiserschnitt, vorzunehmen. Sie darf weder eine PDA durchführen noch Bluttransfusionen oder Opiate verabreichen. Werden die Schmerzen für Ihre Partnerin zu heftig, steht der Wechsel in die Klinik an. Dabei geht natürlich weitere Zeit für den Transport verloren, was ein Risiko für die Gesundheit von Mutter und Kind darstellen kann. Der Weg vom Hebammenkreißsaal zum ärztlichen Kreißsaal ist hier deutlich kürzer und verspricht im Notfall medizinische Maximalversorgung.

Ziehen Sie eine Hausgeburt für sich grundsätzlich in Betracht, besprechen Sie dies unbedingt mit Ihrem Frauenarzt. Wägen Sie die Vor- und Nachteile beider Varianten gründlich für sich ab und finden Sie gemeinsam einen Weg, um die Geburt für Sie und Ihre Partnerin zu einem unvergleichlichen Erlebnis zu machen. Sprechen Sie mit Ihrem Frauenarzt oder Ihrer Hebamme auch ganz offen über Ihre Ängste und Sorgen und lassen Sie sich ausgiebig beraten. Keiner der Beteiligten wird Ihnen bei bestehenden Risiken oder Komplikationen zu einer Hausgeburt raten. Umgekehrt: Ärzte und Hebammen werden Ihnen bei einer bislang problemlos verlaufenen Schwangerschaft von dieser abraten. Sie können sich sicher sein, dass das medizinische Fachpersonal Ihre Partnerin und dem Kind keinerlei zusätzlichen Risiken aussetzen wird. Haben Sie Vertrauen und sprechen Sie miteinander über die Art und Weise, wie Sie sich die Geburt Ihres Sprösslings vorstellen.

Kapitel 3: Die Auswahl der richtigen Hebamme und der richtigen Klinik

Vorbereitung und Information sind das A und O, um der anstehenden Geburt gelassen entgegenzutreten. Sie sollten sich im Klaren sein: Wo soll unser Sonnenschein das Licht der Welt erblicken? Zu Hause, im Geburtshaus oder doch in der Klinik? Des Weiteren stellt sich die Frage: Wer begleitet Schwangerschaft, Geburt und Wochenbett? In diesem Fall ist die Antwort klar: Es wird die Hebamme sein. Sie stellt die Schwangerschaft fest, stellt den Mutterpass aus und nimmt die meisten Vorsorgeuntersuchungen an Ihrer Partnerin vor. Sie gibt Ihnen wertvolle Tipps und Ratschläge und zeigt Ihnen verschiedene Möglichkeiten und Optionen für die Geburt sowie die Zeit danach. Wie sich Wehen anfühlen, welche Komplikationen während der Geburt auftreten können, wie die Sache mit dem Sex nach der Geburt ist oder was zu tun ist, wenn sich Brustwarzen durch das Stillen entzünden. Sie steht Ihnen beiden mit Rat und Tat zur Seite. Auch während der Geburt ist sie die ganze Zeit über anwesend und leitet den Prozess vom Blasensprung bis zur Nachgeburt.

Es gibt verschiedene Arten von Hebammen: solche, die in der Klinik fest angestellt sind, und solche, die frei verfügbar „gebucht" werden können. Freiberufliche und Beleghebammen unterstützen Sie bereits von der Schwangerschaft an und bleiben bis zu den ersten Monaten nach der Entbindung immer wieder an Ihrer Seite. Angestellte Hebammen lernen Sie erst während der Geburt kennen. Doch nicht alle Hebammen sind gleich und jede von ihnen setzt unterschiedliche Akzente: während die eine sich auf homöopathische Mittel und Naturheilverfahren spezialisiert hat, fokussiert sich eine andere vielleicht auf traditionelle Methoden. Finden Sie eine Hebamme, die zu Ihnen passt. Die Chemie zwischen ihr und Ihnen beiden muss stimmen, denn es soll sich ein Vertrauensverhältnis entwickeln.

Auch hinsichtlich der Geburtsorte differieren die Angebote. Ob in der Klinik, im Geburtshaus oder zu Hause, es gibt verschiedene Wege, wie Ihre Partnerin Ihr Kind zur Welt bringt, etwa im Liegen, auf dem Gebärhocker, auf dem Gebärrad, auf allen Vieren oder im Wasser: Finden Sie für sich heraus, was den Bedürfnissen und Wünschen Ihrer Partnerin am ehesten entspricht, und wählen Sie danach den Geburtsort sorgfältig aus. Auch ist die Wahl des Geburtsorts stets eine Abwägungsentscheidung zwischen möglichst großer Sicherheit für die Gesundheit von Mutter und Kind sowie der besonderen und individuellen Atmosphäre, die Sie sich beide für den Augenblick der Geburt wünschen.

Wie Sie sich auch entscheiden, sprechen Sie in jedem Fall offen miteinander über Ihre Vorstellungen und vielleicht auch Ängste. Nehmen Sie diese ernst und finden Sie einen gemeinsamen Weg, um die Geburt in Ruhe vorzubereiten und sich mit der von Ihnen beiden gewählten Variante vertraut zu machen.

Kapitel 3.1: Arten von Hebammen

Hebamme ist nicht gleich Hebamme. Auch bei der Wahl der Geburtsbegleiterin gibt es einige Unterschiede, vor allem was ihren Leistungsumfang betrifft. Wenn Sie sich bereits während der Schwangerschaft für eine professionelle Begleitung durch eine Hebamme entscheiden, so ist es ratsam, dass Sie frühzeitig mit der Suche beginnen, denn oft sind diese weithin ausgebucht. Sie sollte zudem in Ihrer Nähe wohnen, oder aber das Geburtshaus sollte in Ihrer Nähe sein, um zu gewährleisten, dass Ihre Partnerin schnell versorgt wird. Nicht alle Hebammen bieten die Hausgeburt an. Ebenso gibt es diejenigen, die mit Kliniken zusammenarbeiten, oder gemeinsam mit anderen Hebammen eine Praxis führen. Die Unterschiede der Arten von Hebammen werden an dieser Stelle kurz erläutert.

- **Angestellte Hebammen:**

Hebammen, die ausschließlich in der Klinik arbeiten, stehen Ihnen als werdende Eltern nur unmittelbar vor der Geburt zur Verfügung, wobei es sein kann, dass aufgrund eines Schichtwechsels eine andere Hebamme für Sie zuständig ist. In der Regel betreuen diese mehr als nur eine Geburt zugleich. Sollten Sie sich im Vorhinein nicht auf eine bestimme Hebamme festgelegt und die Geburt in der Klinik bevorzugt haben, ist dieses Modell für Sie richtig. Sie lernen die für Sie zuständige Hebamme jedoch erst unmittelbar vor oder während der Geburt kennen. Sie sind auch im Nachgang zur Geburt nicht für Sie da, sodass Sie sich für das Wochenbett frühzeitig dennoch eine Nachsorgehebamme, die Ihre Partnerin die ersten Tage mit dem Kind begleitet, Ihnen zeigt, wie es gestillt oder gebadet wird, und Sie beide dazu zu Hause aufsucht.

- **Beleghebammen:**

Die Beleghebammen begleiten Sie bereits während der Schwangerschaft. Sie haben einen sogenannten Belegvertrag mit der Klinik geschlossen. Das bedeutet, dass sie für die Geburt Ihres Kindes in den Räumen der Klinik praktizieren darf. Kleinere Kliniken arbeiten oft nur mit Beleghebammen zusammen. Sie bieten häufig neben der individuellen Beratung und Untersuchungen Geburtsvorbereitungskurse und Rückbildungsgymnastik an. Die Wahl einer Beleghebamme bietet sich an, wenn Ihre Partnerin und Sie sich für die Geburt in der Klinik entscheiden, jedoch eine vertraute Person an Ihrer Seite wissen möchten, wenn es soweit ist.

- **Freiberufliche Hebammen:**

Die freiberuflich tätige Hebamme ist für Ihre individuellen Belange da und ist die richtige Wahl, wenn Sie sich entweder für eine Hausgeburt oder eine Geburt in einem Geburtshaus entschieden haben. Auch sie begleitet Ihre Partnerin und Ihr Kind von der Schwangerschaft bis zu den ersten Wochen und Monaten nach der Geburt. Wenn Sie die Geburt in einer Klinik für sich ausgeschlossen haben, ist der Weg über die freiberufliche Hebamme richtig. Sie versucht, all Ihren Wünschen gerecht zu werden und den Zeitpunkt der Geburt so angenehm und entspannt wie möglich zu gestalten. Sie sollten darauf achten, dass die Hebamme mit anderen Hebammen zusammenarbeitet, da es sein kann, dass sie einmal ausfällt. Dann ist es wichtig, eine andere Person an Ihrer Seite zu haben, der Sie vertrauen.

Kapitel 4:
Überraschung für die
gesamte Familie

Endlich ist es auch für Sie beide soweit: Ihre Partnerin hat die 12. Schwangerschaftswoche (oder das erste Trimester) überschritten und die Wahrscheinlichkeit eines spontanen Abgangs ist jetzt äußerst gering. Es ist an der Zeit, Ihre Verwandten und Freunde über den anstehenden Nachwuchs zu benachrichtigen. Viele Paare überlegen sich für die Übermittlung der freudigen Nachricht etwas ganz Besonderes, wobei der Kreativität und Ihrem Einfallsreichtum keine Grenzen gesetzt sind. Bisher war die Schwangerschaft Ihr gemeinsames Geheimnis. Das soll aber nicht lange so bleiben und schließlich wird man es Ihrer Partnerin auch bald ansehen. Dabei will insbesondere wohl überlegt sein, wem Sie die Überraschung zuerst offenbaren und wie Sie dabei vorgehen, um die Glücksnachricht zu einem emotionalen Augenblick für Sie, Ihre Verwandten und Freunde zu machen. Werden Sie selbst tätig und lassen Sie Ihren Ideen freien Lauf. In diesem Kapitel finden Sie als Anregung die 15 schönsten Wege, um erstmals von der Schwangerschaft zu erzählen:

1) Wenn Sie beide erst kürzlich gemeinsam im Urlaub waren und auf dem Tablet oder dem Smartphone Bilder mit Ihren Liebsten ansehen, streuen Sie mittendrin einfach ein Ultraschallbild ein. Auf die Nachfrage, was das denn sei, können Sie von Ihrem "blinden Passagier" sprechen.

2) Für eine heitere Stimmung sorgt die Verkündung der Schwangerschaft ganz bestimmt auf einer großen Familienfeier, etwa zu Weihnachten, wenn ein Familienfoto geschossen wird. Versuchen Sie, selbst der Fotograf zu sein und Ihre Verwandtschaft erst mit "Jetzt sagen alle mal: Cheese" zum Lächeln zu motivieren, nachdem Sie einmal abgedrückt haben mit "Und jetzt sagen alle mal: (Name Ihrer Partnerin) ist schwanger!" Halten Sie auf jeden Fall die verdutzten Blicke in Richtung Ihrer schwangeren Partnerin mit der Kamera fest. Sie werden das Bild nie vergessen.

3) Wenn Sie schon ein Geschwisterkind für Ihren zu erwartenden Nachwuchs haben, lassen Sie es zum Besuch Ihrer Verwandten oder Freunden ein T-Shirt mit dem Aufdruck "Ich werde großer Bruder" oder "Ich werde große Schwester" tragen. Vielleicht fällt der Aufdruck nicht sofort auf. Umso größer ist im Anschluss die Überraschung.

4) Bringen Sie bei Besuchen ein kleines Geschenk mit, das Sie gut verpacken, etwa für Ihre Eltern oder Schwiegereltern einen Oma-Ratgeber, dazu ein paar Babysocken oder Windeln. Fragen Sie sie dann, ob sie an Weihnachten, Ostern oder Pfingsten schon etwas vorhätten, außer Babysitting.

5) Wenn Sie Besuch erwarten, dem Sie die Botschaft von der Schwangerschaft verkünden wollen, nutzen Sie Zaubertassen für den Kaffee. Anfangs steht vor Ihrem Besuch eine schlichte schwarze Tasse, die ihre Botschaft, z. B. "Ich bin Schwanger" erst enthüllt, sobald Kaffee oder Tee eingegossen sind.

6) Backen Sie einen Kuchen, der die frohe Nachricht mitteilt, und bitten Sie denjenigen ihn anzuschneiden, der oder die von der Schwangerschaft zuerst erfahren soll.

7) Stellen Sie selbst eine Geschenkbox zusammen. Darin enthalten sein können unter anderem der positive Schwangerschaftstest, Ultraschallbilder, Babysöckchen oder –schühchen, Schnuller oder Spielzeug für Ihr Baby. Hier sind Ihrer Fantasie keine Grenzen gesetzt. Wenn Sie Bildbearbeitungsprogramme beherrschen, lassen sich sehr schöne Überraschungsboxen mit Ihren Fotos und dem Ultraschallbild gestalten.

8) Sagen Sie es mit Bildern: Es ist doch immer wieder schön, wenn man in Zeiten des Internets eine nette Postkarte bekommt. Auch Sie beide können Ihre Liebsten per Post über die Schwangerschaft informieren. Ein witziges Fotomotiv sagt schließlich mehr als 1.000 Worte. Sie können etwa den Bauch Ihrer Partnerin bemalen, z. B. mit "Mama loading 33 %", wenn das erste Trimester geschafft ist. Oder Sie binden bei der Körperbemalung Ihre gesamte kleine Familie ein, indem Sie bei sich selbst "Pizza", und falls Sie bereits ein Kind haben, bei diesem "Brei" oder "Gummibärchen" darauf schreiben. Bei Ihrer Partnerin könnte dann "Baby" und falls Sie das Geschlecht mitteilen möchten auch "Junge" oder "Mädchen" auf dem Bauch stehen. Oder stellen Sie jeder ein Paar Schuhe von sich nebeneinander und setzen Sie Babyschuhe dazu, die Sie mit dem errechneten Geburtstermin Ihres Sprösslings versehen. Selbst Sicherheitsnadeln können Ihnen bei der Mitteilung der Schwangerschaft helfen: Legen Sie zwei große Sicherheitsnadeln, die Sie beide symbolisieren sollen, nebeneinander und anschließend eine kleinere in eine der großen Sicherheitsnadeln hinein. Jeder wird sofort merken, was Sie andeuten möchten und doch ist es eine schöne Art mitzuteilen, dass Ihre Partnerin Ihr Kind erwartet.

9) Entwerfen Sie ein Filmplakat, das Ihre Partnerin in mondäner Pose zeigt, und finden Sie einen aussagekräftigen Filmtitel, wie etwa "Hallo, kleines großes Wunder". Als Produzenten können Sie Ihre Namen und Ihre gegenseitige Liebe eintragen. Natürlich darf das "coming soon" nicht fehlen. Wenn Sie möchten, können Sie auch den

genauen Monat und das Jahr des errechneten Geburtstermins eintragen.

10) Eine kleine Schnitzeljagd mit winzigen Hinweisen auf die Schwangerschaft und Rätseln zum Elternpaar wecken den Spieltrieb und die Motivation der Menschen, denen Sie die frohe Botschaft mitteilen möchten. Nur wer alle richtig kombiniert und alle Rätsel gelöst hat, erfährt am Ende Ihr kleines Geheimnis.

11) Leben Ihre Verwandten oder Freunde, die von der Schwangerschaft Ihrer Partnerin erfahren sollen, weiter entfernt, können Sie sie mit einem Brief vom Baby überraschen. Schreiben Sie diesen aus Sicht Ihres Sprösslings, der sich bei der jeweiligen Person vorstellt, wie groß er aktuell ist und dass er bald die kuschelige, warme Höhle verlassen muss, weil der Mietvertrag zum Geburtstermin endet. Fügen Sie auf der Rückseite ruhig ein Ultraschallbild von Ihrem Kind an.

12) Etwas abgewandelt könnten sie auch Post vom Storch erhalten. Dieser teilt den Empfängern der Nachricht mit, dass die aktuelle Bestellung bereits vergriffen sei und der Produktionsprozess aktuell laufe. Er dauere mehrere Monate bis zur Fertigstellung und Auslieferung an. Liefern Sie dann noch "Bestelldaten" zu Ihrem Kind, etwa Größe und Gewicht, wenn es zur Welt kommt.

13) Die Nachricht über Zwillinge oder Mehrlinge ist immer etwas ganz Besonderes. Ihr Gegenüber wird das Glück und die Freude darüber kaum verbergen können. Spannen Sie Ihre Verwandten und Freunde deshalb ein wenig auf die Folter, indem Sie zuerst ein Ultraschallbild zeigen, auf dem nur ein Baby zu sehen ist. Nach einer Weile holen Sie beide ein zweites hervor und legen es daneben. Sie werden allesamt verblüfft sein.

14) Sie können auch ganz feierlich eine "Beförderungs-urkunde" an die werdenden Großeltern, Onkel, Tanten oder künftigen Paten Ihres Sprösslings überreichen, in der die Anforderungen für die "neue Position" enthalten sind, etwa immer ein offenes Ohr zu haben, Liebe zu geben, zu trösten oder auch ein langfristiges Sponsoring und Unterstützung.

15) Sie können mit einfachen Mitteln auch das Ultraschall-bild zum Rubbellos umfunktionieren. Dazu brauchen Sie nur einen Ausdruck des Bildes auf Retrofotopapier, ein bisschen Acrylfarbe sowie Klebefolie und Spülmittel. Ihr Baby ist der Hauptgewinn, da können Sie sich ganz sicher sein.

Kapitel 5:
Schwangerschaft
ist nicht gleich
Urlaubsverbot

Die Schwangerschaft Ihrer Partnerin ist keineswegs ein Grund dafür, auf den gewohnten Urlaub verzichten zu müssen. Ganz im Gegenteil: Werden Sie zum ersten Mal Eltern, wird es wohl die letzte Reise in Zweisamkeit für Sie sein. Sicherlich gilt es dabei einiges zu beachten, doch grundsätzlich steht auch weiter entfernten Reisezielen, die nur mit dem Flugzeug erreichbar sind, nichts im Wege. Besonders im zweiten Trimester, wenn die anfänglichen Beschwerden Ihrer Partnerin abgeklungen sind, empfiehlt sich der „Babymoon"-Urlaub. Auch später noch können Sie in Absprache mit dem Frauenarzt verreisen. Häufig wird bei Flugreisen ab der 28. Schwangerschaftswoche ein ärztliches Attest verlangt. Reisen nach der 36. Schwangerschaftswoche sind nicht zu empfehlen. Nicht nur, weil es jeden Moment soweit sein könnte, sondern auch, weil es für Ihre Partnerin im Auto oder Zug auf Dauer sehr unangenehm werden kann. Checken Sie vor Reiseantritt auf jeden Fall die gesundheitliche Versorgungslage vor Ort und suchen Sie sich die Adresse eines Frauenarztes in der Nähe Ihres Reiseziels aus. Außerdem sollten Sie eine Reiserücktrittsversicherung abschließen, falls der Urlaub vorzeitig beendet werden muss. Achtung bei Reisen in exotische Länder: Schwangere erhalten nicht jede Schutzimpfung. Hierüber müssen Sie beide sich vorab genau informieren. Auch ein Reiseziel, das höher als 2.000 Meter liegt, ist nicht zu empfehlen, da das Kind sonst zu wenig Sauerstoff bekommen könnte.

Wichtig ist, dass Sie beide sich eine Auszeit nehmen und vor allem ein letztes Mal Zeit nur für sich haben. Verbringen Sie romantische Stunden und gönnen Sie auch Ihrer Partnerin einmal ein wenig Zeit für sich ganz allein. Sie soll sich verwöhnen lassen und insbesondere Wellnessangebote, speziell für Schwangere, wahrnehmen. Besondere Massagen und ayurvedische Anwendungen sind für sie ebenso wohltuend wie Lymphdrainagen-Massagen, Pränatal-Yoga oder einfach das Bad in warmem Wasser beim Dampf ätherischer Öle und Kräuter. Sie können währenddessen Sport treiben oder einen Drink an der Hotelbar nehmen. Auch Sie sollen zur Ruhe kommen und nicht hintenanstehen. Tun Sie, wonach Ihnen ist, und leben Sie sich noch einmal richtig aus. Für Männer kommt da etwa das Klettern oder Bouldern in Betracht, wenn Sie Ihren „Babymoon"-Urlaub in den Bergen verbringen, oder aber das Segeln und Surfen, wenn Sie sich für das Meer entschieden haben. In diesem Kapitel lernen Sie zehn wundervolle Reiseziele kennen, die sich speziell für werdende Eltern eignen.

1) Rerik und Dambeck – Auszeit an der Ostsee und im Nationalpark Müritz:

Lassen Sie sich gemeinsam im AWO SANO Haus in Rerik oder Dambeck den frischen Meereswind oder die Seeluft um die Nase wehen. Unternehmen Sie kleinere Radtouren oder gehen Sie gemeinsam an den langen Ostseestränden spazieren. Die unberührte Natur bietet Ihnen Erholung pur. Sollten Sie bereits ein Kind haben, ist für das Freizeitprogramm des werdenden Geschwisterkindes bereits gesorgt.

2) Fahrradfahren auf Sardinien:

Können Sie sich für eine Flugreise begeistern, bietet sich die italienische Mittelmeerinsel Sardinien ideal für Sie an. Das maritime Klima macht es für Ihre Partnerin selbst im Hochsommer erträglich. Genießen Sie viel Zeit zu zweit und entdecken Sie malerische Dörfchen, wo noch das „Dolce Vita" gelebt wird. Viele noch unentdeckte Strände bieten Ihnen beiden die notwendige Ruhe und Zeit für intensive Gespräche.

3) Antwerpen – belgische Metropole ganz ohne Großstadtcharakter:

Wenn Sie beide gerne eine Städtereise unternehmen möchten, können Sie die historische Stadt Antwerpen in Belgien für sich entdecken. Kunst trifft hier auf Entschleunigung, denn für eine Großstadt ist Antwerpen erstaunlich ruhig. Das Hotel Julien inmitten des Zentrums bietet Ihnen einen großzügigen Spa-Bereich, in dem Sie beide, besonders aber Ihre Partnerin, sich verwöhnen lassen können. Geben Sie Ihren Schokoladengelüsten nach und gönnen Sie sich ein paar Happen feinster belgischer Schokolade.

4) Mallorca – mediterranes Flair und warme Temperaturen:

Besonders wohltuend wirken sich für Ihre Partnerin sicherlich die angenehmen Temperaturen Mallorcas und die grüne, vegetative Landschaft aus. Der besondere Vorteil besteht bei dieser Baleareninsel vor allem darin, dass hier sehr viele Menschen Deutsch sprechen. Sollte Ihre Partnerin gesundheitliche Probleme haben oder bekommen, können Sie sich gut verständigen. Das Desing-Hotel Cort in Palma de Mallorca bietet Ihnen reichhaltige, regionale Küche und zahlreiche alkoholfreie Cocktails nach mallorquinischer Art.

5) Lindau am Bodensee – spezialisiert auf Schwangerschaften:

Der Bodensee gehört zu einer der beliebtesten Ferienregionen Süddeutschlands. Dort lassen sich für Sie angenehme Radtouren entlang des Ufers unternehmen und das köstliche Obst genießen. Im Hotel Helvetia werden bei einem traumhaften Blick auf den See Bio-Gerichte angeboten und das Wellnessprogramm mit dem Namen „Zeit zu zweit und doch zu dritt" ist perfekt auf schwangere Frauen abgestimmt. Eine Schwangerschaftsmassage sowie eine Lymphdrainagen-Massage sind ebenso möglich, wie die Anfertigung eines Gips-Abdrucks vom Bauch Ihrer Liebsten.

6) Bad Gastein – Entspannung in romantischer Alpenkulisse:

Sommer wie Winter bietet Ihnen das Salzburger Land angenehme Höhenluft und Möglichkeiten, sich auch als werdende Eltern aktiv zu bewegen. Viele Seen, Almen, Berge und Täler sowie die Stadt Salzburg laden Sie zur Erholung in Österreich ein. Das Hotel Haushirt Alpine Spa hält eine große Auswahl an Schwangeren-Wellnessangeboten für Sie bereit. Gerne können Sie auch alleine auf Entdeckungstour gehen, während sich Ihre Partnerin im Spa verwöhnen lässt.

7) Sauerland – Wellness und Wandern:

Das Wellnesshotel Göbel's Landhotel in Willingen geht ganz besonders auf die Bedürfnisse Ihrer schwangeren Partnerin ein. Hier können Sie es sich zu zweit noch einmal richtig gemütlich machen, in heimeliger Atmosphäre, die Romantik pur verspricht. Das Wellnesskonzept wurde speziell mit Hebammen entwickelt und bietet etwa ein Mo ke-Öl-Bad, das Ihrer Partnerin besonders gut tun wird. Nach Wunsch können Sie auch ein Schwangerschaftsfotoshooting dazu buchen.

8) Neusiedler See – Kraft tanken in der Pannonischen Ebene:

Genießen Sie am Neusiedler See die einzigartige Steppenlandschaft im Osten Österreichs. In ruhiger, traumhafter Umgebung können Sie hier noch einmal tief durchatmen und Ihre Akkus auffüllen. Das Hotel VILA VITA in Pamhagen an der Grenze zu Ungarn bietet eigene Bungalows, in denen die Zweisamkeit noch mehr Freude bereitet. Ein ausgedehntes Massageareal und eine Beautyfarm lassen die Herzen werdender Eltern höher schlagen.

9) Chiemsee – ruhige Stunden am „Bayerischen Meer":

Wer kleine Ausflüge mit Erholung und Wellness verbinden möchte, ist am Chiemsee südöstlich von München genau richtig. Wandeln Sie auf den Spuren Ludwigs II. oder genießen Sie die Aussicht auf die nahegelegenen Alpen vom Schiff aus. Das Spa-Hotel Gut Edermann bietet Ihnen neben unvergleichlicher regionaler und internationaler Gourmetküche auch eine reichhaltige Auswahl an Wellnessangeboten.

10) Westerwald – fit und entspannt durch die Schwangerschaft:

Das perfekte Wellnessangebot für Mann und Frau finden Sie im Hotel Heinz in Höhr-Grenzhausen im rheinland-pfälzischen Westerwald. Hier werden Ruhe, Nähe und Entspannung groß geschrieben. Besonders die Pflege der strapazierten Haut Ihrer Partnerin steht hier im Vordergrund. Vom Entschlackungsbad bis zur Maniküre wird Ihnen im umfangreichen Wellnesspaket alles geboten, um sich getrost auf die Zeit zu dritt vorzubereiten.

Kapitel 6: Die ersten Baby-Monate zu Hause

Die Geburt ist geschafft und Sie verlassen die Klinik als glückliche, kleine Familie, sofern Ihre Partnerin nicht ohnehin zu Hause entbunden hat. Nun sind Sie als frischgebackene Eltern eigenverantwortlich und auf sich selbst gestellt. Es erwarten Sie auch trotz intensiver Vorbereitung viele herausfordernde Wochen, in denen Sie von Tag zu Tag dazulernen und Ihr eigenes Kind und seine Bedürfnisse immer besser kennenlernen. Gerade in der Anfangsphase sind vor allem Sie als Vater gefragt. Ihre Partnerin hat mit der Geburt Großartiges geleistet und muss sich nun erst einmal erholen. Es gilt nun für Sie, sich nicht nur um das gemeinsame Kind, sondern auch um ihre Belange zu kümmern und sie zu umsorgen. Nun sind Sie an der Reihe, einen Großteil des Haushalts zu übernehmen, zu kochen, zu putzen oder zu waschen. Unterstützen Sie Ihre kleine Familie, wo Sie nur können. Erledigen Sie die Behördengänge und sonstige Formalismen, stehen auch Sie nachts auf, um nach Ihrem Sprössling zu sehen, oder seien Sie einfach für Ihre beiden Liebsten da. Ihre Partnerin wird es Ihnen danken.

Gerade die ersten Wochen und Monate sind für junge Eltern oft am härtesten. Ihnen – und insbesondere den Vätern – fehlt die Erfahrung im Umgang mit dem Baby. Sicherlich bekommen Sie in den ersten Tagen noch Unterstützung von der Nachsorgehebamme, doch sieht sie bei Ihnen nur alle paar Tage nach dem Rechten. Ansonsten liegt es bei Ihnen, Ihr Kind richtig zu pflegen. Sie werden herausfinden müssen, wie Sie Ihr Kind richtig auf dem Arm halten und wie Sie es nachts schnellstmöglich wieder in den Schlaf wiegen, wie Sie es wickeln müssen und welche Nahrung es wann und wie zu sich nimmt.

Auch die Gesundheit Ihres Babys spielt in diesem Kapitel eine Rolle. In den ersten sechs Monaten können sich unterschiedliche Beschwerden, vor allem Blähungen, ergeben, die Ihr Kind quälen können. Einige Tricks werden Ihnen dabei helfen, bestimmte Symptome präventiv zu vermeiden. Auch Ihre Partnerin ist nach der Geburt aufgrund des noch geschwächten Immunsystems anfälliger für Krankheiten. Wenn sie schwach ist und selbst umsorgt werden muss, stellt sich die Frage, wer die Versorgung des Kindes, insbesondere mit Nahrung, übernimmt. Auch hier werden sicherlich Sie als Vater gefragt sein. Bringen Sie sich also ein, so gut es geht, und sorgen Sie vor, denn Prävention ist noch immer die beste Medizin.

Kapitel 6.1: Die erste, längste und schönste Nacht zu Hause

Seien wir ehrlich: Sie sind schon ein bisschen glücklich und stolz, aber auch etwas nervös, wenn Sie an die erste Nacht zu Hause mit Ihrer Partnerin und Ihrem Kind denken. Nur so viel vorab: Sie beide werden erschöpft von der anstrengenden Geburt und vielleicht auch dem anschließenden Klinikaufenthalt sein und sich nach Ihrem Bett sehnen, besonders Ihre Partnerin.

Daher ist es nun besonders wichtig, dass Sie all Ihre Energiereserven nutzen und ausschöpfen, um Ihre Partnerin zu unterstützen. Das bedeutet für Sie, dass Sie es sein werden, der vor allem in den ersten Tagen nachts aufsteht, der Mutter Ihr Baby zum Stillen bringt und auch wieder zurück ins Bettchen legt, egal wie oft es auch schreit. Vermutlich wird das die nächsten Wochen so bleiben, denn einen Schlafrhythmus muss Ihr Nachkomme erst noch entwickeln. Sicherlich gibt es davon auch Ausnahmen, doch in der Regel werden Sie alle Hände voll zu tun haben, um sich um Mutter und Kind zu kümmern. Sie werden es wickeln, sofern die Mutter nicht stillt, es auch füttern, beruhigend auf den Arm nehmen, Ihr Kind waschen und gemeinsam mit Ihrer Partnerin zu allen notwendigen Untersuchungen fahren. Sie und Ihr Baby wachsen in der Zeit mehr und mehr zusammen. Sie lernen sich nicht nur kennen, sondern auch lieben. Es wird Sie vielleicht gerade am Anfang überwältigen, Ihr eigen Fleisch und Blut, das kleine Geschöpf, das Sie gezeugt haben, in den Händen halten zu können. Gewöhnen Sie sich daran. Sie sind jetzt Papa und tragen Verantwortung für Ihre Familie.

Hier zeigen wir Ihnen die besten Tricks, um Ihr Kind zu beruhigen und in den Schlaf zu wiegen – natürlich über die erste Nacht hinaus.

Stellen Sie sich vor, Ihre Partnerin schläft tief und fest und Sie wachen vom Schreien Ihres Babys auf. Es ist schon das fünfte oder sechste Mal diese Nacht und an Schlaf ist für Sie kaum zu denken. Sie nehmen es aus dem Bettchen und wiegen es ein wenig, doch anstatt es zu beruhigen, schreit es noch lauter und auch den Schnuller spuckt es sofort wieder aus. Was tun, vor allem wenn Ihre Partnerin einmal nicht in greifbarer Nähe ist oder Sie ihr die Nachtruhe gönnen möchten? Die besten Methoden, Tipps und Tricks, um Ihren weinenden Säugling wieder ruhig zu stellen, bringen Sie hier in Erfahrung.

Ihr Baby schreit und Sie eilen zu ihm, nehmen es hoch und hutschen es instinktiv. Doch warum schreien Babys eigentlich? Es ist die einzige Art und Weise, über die sie auf sich aufmerksam machen können. Es kann verschiedene Gründe haben, weshalb Ihr Sprössling schreit, etwa weil Blähungen im Bauch zwicken, die ersten Milchzähne durchbrechen, es zu kalt oder zu warm ist, es die Nähe zu Mama und Papa sucht oder ganz einfach weil es hungrig ist. Ihr Kleines schreit nicht ohne Grund. Es fühlt sich in irgendeiner Weise unwohl und es möchte, dass dieser Zustand wieder Zufriedenheit weicht.

Väter, so sagt man, können das Schreien Ihres Babys nicht richtig deuten, während die Mütter stets sofort zu wissen scheinen, was los ist. Tatsächlich ist es aber keine Sache des Geschlechts, sondern vielmehr der Erfahrung und des Austestens. In der Regel sind es die Mütter, die ihr weinendes Kind an die Brust legen, denn gerade am Anfang möchte es alle ein bis drei Stunden gestillt werden – auch nachts. Aber auch Männer können hier die klassische Rollenverteilung aufweichen, sich um das gemeinsame Baby kümmern und lernen, mit ihm umzugehen. Hierzu muss Ihre Partnerin großes Vertrauen aufbringen und Sie auch einfach einmal "machen lassen". Entgegen ursprünglicher Studien, die besagten, dass das Kind nur zu weiteren Beziehungen fähig sei, wenn die Mutter-Kind-Beziehung intensiv und die Bindung stark ist, ist die Wissenschaft heute der Ansicht, dass auch eine gesunde Vater-Kind-Beziehung wichtig ist, um eine optimale geistige und seelische Entwicklung zu gewährleisten. Sicher, Sie als Mann sind im Nachteil: Sie können das Kind nicht selbst stillen. Das bleibt allein Ihrer Partnerin überlassen. Außer schlafen und Nahrung zu sich nehmen werden besonders junge Babys nicht viel machen und gerade die Nahrungsaufnahme ist Aufgabe der Mutter. Das Kind kennt sie schließlich auch schon länger als Sie. Es ist in ihrem Körper herangewachsen. Für Sie als Vater bedeutet das durchaus Startschwierigkeiten. Das Kind und Sie müssen sich erst gut kennenlernen, was am besten mit viel Hautkontakt, Streicheleinheiten, vorlesen, singen oder eben wiegen klappt. Anhand Ihrer Stimme und Ihres Geruchs wird es sofort wissen, dass es bei Ihnen geborgen und in Sicherheit ist. Allein dies wirkt schon beruhigend auf das Kind.

Doch auch Sie können noch mehr tun. Zwar bleibt es Ihnen verwehrt, das Kind selbst zu stillen, jedoch besteht die Möglichkeit, dass Ihre Partnerin ihre Muttermilch abpumpt, sodass Sie Ihr Baby mit dem Fläschchen stillen können. Sicher wird sie auch einmal den Drang verspüren, einmal für länger als vier Stunden das Haus zu verlassen. Dann sind Sie gefragt. Eine gute Vater-Sohn- bzw. Vater-Tochter-Beziehung bildet die Grundlage für das spätere Vertrauensverhältnis zwischen Ihnen und Ihrem Kind. Bereiten Sie diese bereits in den ersten Tagen, Wochen und Monaten vor, so gut es geht, indem Sie mit Ihrem Baby so viel Zeit wie möglich verbringen und sich aneinander gewöhnen. Sie werden dann rasch merken, was mit Ihrem Nachkommen nicht stimmt, wenn er schreit, und können einschätzen, wie Sie dem entgegenwirken.

Längst gehört das klassische Rollenverhältnis bei jungen Eltern der Vergangenheit an. Sie beide sind gleichberechtigt, auch wenn sich durch die Fähigkeit, das Baby zu stillen, bereits ein gewisser Trend erkennen lässt, der den Mann in die Ernährerrolle und die Frau in die Rolle der Hausfrau zwingt. Befreien Sie sich von diesen Fesseln und sorgen Sie dafür, dass Sie gleichermaßen an Ihrem Kind und seinem Heranwachsen teilhaben können. Schließlich gibt es auch Väter, die zu Hause bleiben, um ihrer Partnerin das Vorankommen auf der Karriereleiter trotz der Mutterschaft zu ermöglichen. Darum ist es nicht nur Ihr Recht, sondern auch Ihre Pflicht, für Ihr Baby da zu sein.

Fakt ist, dass nicht alle Babys in den ersten Lebensmonaten gleich viel schreien. In der Regel findet die Schreiphase in der sechsten Lebenswoche ihren Höhepunkt. Durchschnittliche Kinder weinen etwa zwei bis zweieinhalb Stunden täglich, doch es können durchaus bis zu fünf Stunden werden. Manchmal schreien Babys ohne erkennbaren Grund. Dann handelt es sich oft um Anpassungsschwierigkeiten, die es nicht schlafen lassen. In solchen Fällen können einfache Methoden Abhilfe schaffen. Beruhigen Sie es, indem Sie mit ihm spazieren gehen, es in einem Tuch tragen, sanft auf Bauch und Rücken massieren, ihm ein Lied vorsingen, es schaukeln oder seine Händchen streicheln. Nicht jedes Baby reagiert auf die Methoden gleich. Sie müssen für sich selbst herausfinden, was Ihrem Kind gut tut und wie Sie es am besten beruhigen können. Außerdem gilt: Je ruhiger Sie bleiben, desto einfacher fällt es dem Baby, sich zu entspannen. Auch wenn Ihre Nerven einmal blank liegen: Schreien Sie Ihr Kind niemals an und schütteln Sie es nie, da es nichts bewirkt und beim Kind irreversible Schäden verursachen kann. Geben Sie Ihrem Kind einen geregelten Tagesablauf und beschäftigen Sie sich mit ihm, wenn es sich in einer Zufriedenheitsphase befindet, um sich besser kennenzulernen. Dies beugt dem Schreien des Kindes vor.

Kapitel 6.2: Alles rund ums Baby

Sie haben die erste Nacht zu Hause mit Ihrem neugeborenen Sprössling geschafft. Nun muss sich der Alltag mit Kind einspielen. Vieles wird sich für Sie beide verändern, doch Sie haben sich gut vorbereitet. In diesem Kapitel zeigen wir Ihnen alles, was Ihr Baby in den ersten Monaten und Jahren braucht – von A wie Altersgenossen bis Z wie Zucker in Babynahrung. Dabei werden nur die wichtigsten Themenbereiche angesprochen, bei denen gerade bei jungen Eltern oft Fragen auftauchen. Andere Aspekte, wie etwa die Zimmer- oder Kleidungsfrage oder erzieherische Methoden, bleiben Ihnen beiden überlassen. Sprechen Sie gemeinsam aber auch darüber, um als Eltern gemeinsam an einem Strang zu ziehen. Sie schaffen das.

Kapitel 6.2.1: Der Schnuller, ein Klassiker

„Endlich. Ein paar Minuten Ruhe." Das denken sich viele Eltern, wenn sie ihrem Säugling den Schnuller geben. Auch Sie werden nach den ersten Tagen darüber nachdenken, ob Sie Ihrem Kind den Schnuller geben werden. Schließlich ist mit der Gewöhnung auch immer die schwierige Phase der Entwöhnung zu einem späteren Zeitpunkt verbunden. Ob Tröster oder Einschlafhilfe: Der Schnuller bewirkt oft Wunder, wenn Ihr Baby lange und oft schreit. Deshalb entscheiden sich die meisten Eltern für den Schnuller – auch ein Stück weit aus Eigennutz, um das dauerhafte Schreien nicht ertragen zu müssen. Ob Ihr Baby letztlich den Schnuller akzeptiert (und vor allem wie lange), haben Sie als Eltern nicht in der Hand. Das bestimmt Ihr Kind ganz allein. Nicht alle Babys lieben den Schnuller, doch die meisten nehmen ihn gerne an, denn das Nuckeln befriedigt das menschliche Saugbedürfnis und das beruhigt die Kinder.

Die Entscheidung für den Schnuller fällt oft schneller und einfacher als die Entwöhnung. Vor allem der richtige Zeitpunkt ist hier immer wieder fraglich. Viele Eltern fürchten, wenn sie ihren Nachwuchs lange nuckeln lassen, führe das später zu Kiefer- und Zahnfehlstellungen. In gewisser Hinsicht ist dieser Verdacht auch begründet. Dennoch trägt der Gewöhnungseffekt ungemein zur Beruhigung Ihres Babys ein, was die Entwöhnung schwierig macht.

Zur Frage, ob ein Schnuller überhaupt gegeben und ab wann dieser eingesetzt werden sollte, kann gesagt werden, dass sich Babys, die keinen Schnuller erhalten, einen Ersatz suchen. Meist ist das der Daumen. Ihr Sprössling hat schon im Mutterleib daran gesogen. Es ist schwieriger, Ihrem Kind den Daumen abzugewöhnen, als einen Schnuller, da dieser nun mal angewachsen ist und nicht wie der Schnuller entfernt werden kann. Darum tendieren die Experten eher zur Gabe eines Schnullers, der aber möglichst klein und flach ausfallen sollte. Mit ihm trainiert Ihr Baby besonders in den ersten sechs Monaten die Zungenmuskulatur und das Schlucken. Er sollte also erst gegeben werden, wenn der Schluckreflex Ihres Babys vollständig funktioniert. Bei Frühchen ist das noch nicht immer der Fall. Wissenschaftliche Untersuchungen haben darüber hinaus ergeben, dass das Nuckeln am Schnuller Fälle von plötzlichem Kindstod vermeiden können, da die Babys weniger tief schlafen.

Schwieriger ist die Frage nach dem richtigen Zeitpunkt der Entwöhnung zu beantworten, zumal die Meinungen auseinandergehen. Fakt ist, den richtigen Zeitpunkt (etwa oft zu lesen: das zweite Lebensjahr) gibt es nicht. Jedes Kind ist unterschiedlich und hat damit auch seine individuellen Bedürfnisse. Einige Kinder geben ihren Schnuller schon im ersten Lebensjahr ab, andere würden ihn gerne bis ins Kindergartenalter behalten. Das ist nicht verwunderlich, ähnelt doch die Entwöhnung dem Entzug von Nikotin bei einem Raucher. Ein „kalter Entzug" von heute auf morgen ist dabei nicht unbedingt die bevorzugte Lösung, denn dem Kind wird etwas fehlen und es wird unruhiger und weinerlich. Getreu dem Motto: Eine Zahnfehlstellung lässt sich einfacher beheben, als Schäden an der Psyche, sollten Sie auf das Entwicklungsstadium Ihres Kindes achten. Manche brauchen ein wenig mehr Zeit, bis sie bereit sind, den Schnuller abzugeben. Wann es tatsächlich so weit ist, legen Sie als Eltern fest. Sie kennen Ihr Kind und können am besten einschätzen, ob die Zeit reif ist.

Bereiten Sie es auf die anstehende Entwöhnung vor, indem Sie es zunächst auffordern, den Schnuller beim Spielen abzugeben. Wichtig ist, dass Sie ihm immer Sicherheit dabei vermitteln. Gibt es den Schnuller jedoch nicht her, bieten Sie ihm einen Ersatz, z. B. eine Puppe an, die es tröstet und Schutz bietet. Ihr Kind kann sie überall mit hinnehmen, um sich sicherer zu fühlen. Akzeptiert Ihr Sprössling auch das nicht, gibt es einige weitere Tr cks, um es langsam daran zu gewöhnen, ohne Schnuller auszukommen.

Es kann durchaus einige Tage dauern, bis Ihr Kind komplett schnullerfrei ist. Bis dahin sollten Sie es langsam angehen und die schnullerfreien Zonen und Zeitpunkte Schritt für Schritt erweitern, bis er nur noch nachts zum Einschlafen erlaubt ist. Fangen Sie beim unbeschwerten Spielen Ihres Kindes an. Funktioniert dies, lassen Sie den Schnuller auch bei kleineren Besorgungen, bei denen Ihr Kind dabei ist, weg. Am schwierigsten wird es sein, dem Schnuller schließlich ganz Lebewohl zu sagen. Zum einen können Sie versuchen, alle Schnuller wegzupacken und ihn auch nicht mehr zu erwähnen, in der Hoffnung, dass Ihr Kind nicht daran erinnert wird und ihn „vergisst". Zum anderen ist es möglich, bei älteren Kleinkindern die Schnullerfee kommen zu lassen, die ein kleines Geschenk im Gegenzug zum Schnuller da lässt. Dabei sollten wirklich alle Schnuller aus dem Haus verschwinden, um nicht in Verlegenheit zu geraten und ihm dem Kind doch wieder anzubieten. Das wäre ein falsches Signal und komplett inkonsequent. Des Weiteren können Sie die Schnuller mit dem Kind gemeinsam „verschenken". Sie erwarten selbst noch einmal ein Kind oder in Ihrer Bekanntschaft gibt es ein Neugeborenes? Erklären Sie Ihrem Kind, dass das andere Baby den Schnuller jetzt braucht. Vielleicht wird es Verständnis dafür haben und die Schnuller gerne herschenken. Bevor der „kalte Entzug" als letztes Mittel zur Entwöhnung eingesetzt wird, sollten Sie zunächst die Kuppe des Schnullers mit einer Schere abschneiden. Es wird sich für Ihr Kind anders anfühlen und an ihm lässt sich nicht mehr so gut nuckeln. Nach und nach können Sie auch ein Stück mehr abschneiden. Erklären Sie Ihrem Kind dann, dass der Schnuller kaputt gegangen ist, aber es ohnehin keinen neuen Schnuller braucht, da es ja schon groß ist.

Egal, für welche Methode Sie sich letztlich entscheiden, Sie werden Ihren Weg zur Entwöhnung finden. Denken Sie daran, dass Millionen von Eltern diesen schwierigen und nervenaufreibenden Schritt gegangen sind und bisher noch keines der Kinder seinen Schnuller behalten hat.

Kapitel 6.2.2: Das perfekte Baby-Bett

Schon vor der Geburt stellt sich für Sie die Frage, wo Ihr Baby am besten schlafen sollte. Eine optimale Schlafumgebung sorgt dafür, dass Ihr Kind beruhigt wird, rasch ein- und möglichst lange durchschläft. Das macht es gerade in den ersten Monaten auch für Sie als Eltern ein Stück weit erträglicher. Das Baby sucht Ihre Nähe und möchte sich am liebsten den ganzen Tag und die ganze Nacht bei Mama und Papa ankuscheln. Dennoch sollte Ihr Baby ein eigenes Bettchen haben, um es daran zu gewöhnen, alleine zu schlafen. Gerade junge Eltern stellen sich die Frage: „Welche Art von Babybett ist denn nun die beste?" Schließlich reichen die Varianten von Wiege über das klassische Babybett, den Stubenwagen oder den Babybalkon bis hin zur Babyhängematte. Alle Varianten besitzen ihre Vor- und Nachteile, die Sie beim Kauf für sich gegeneinander abwägen müssen. Ein Babybalkon etwa, der als „Anbau" an Ihrem eigenen Bett flexibel angebracht werden kann, erlaubt es Ihnen, nah bei Ihrem Kleinsten zu sein. Ihre Partnerin muss nicht unbedingt aufstehen, um es in der Nacht zu stillen. Die Babyhängematte hingegen beruhigt Ihr Baby durch die leicht schaukelnde Bewegung ungemein. Schließlich gibt es auch noch das übliche Babybett. Entscheiden Sie sich für dieses, muss die Optik zweitrangig sein. Es geht rein darum, dass sich Ihr Baby darin wohlfühlt und seine Sicherheit gewährleistet ist. Daher kommen zwar die meisten, jedoch nicht alle Modelle in jeder Phase in Betracht. Sinn macht es hier, nicht unbedingt auf das günstigste Modell zurückzugreifen, sondern in ein „mitwachsendes" Baby- und Juniorbett zu investieren. Ihr Kind wächst schnell und wird bald zu groß für das einmal beschaffte Babybett (oder auch die Wiege) sein. Hingegen können Sie das „mitwachsende" Bett in seiner Höhe verstellen, sodass es bis ins Kleinkindalter gut genutzt werden kann. Ihr Baby wird es Ihnen danken, denn es hat sich an seine Schlafumgebung gewöhnt und behält diese solange bei, bis das Babybettchen ausgedient hat.

Ein perfektes Babybett erkennen Sie ganz einfach an einigen Faktoren:

- Es wird als Komplettset mit Matratze angeboten. Sie müssen sich keinerlei Gedanken um d e Maße der Matratze machen. Diese muss immer exakt passen, um zu verhindern, dass sich das Kind in Zwischenräume einklemmt. Sie sollte ca. 10 cm dick und weder zu hart noch zu weich sein. Ihr Baby sollte etwa 2 cm einsinken können.

- Die Gitterabstände betragen zwischen 4,5 cm und 7,5 cm. Dadurch wird die Luftzirkulation ebenso wie die Sicherheit Ihres Babys sichergestellt.

- Es verfügt über einen Himmel. Dieser wird Ihr Baby beruhigen und vor zu vielen Eindrücken einer unruhigen Umgebung verschonen.

- Es sollten keine unnötigen Bänder, Lichterketten oder Ähnliches vorhanden sein. Sie stellen potenzielle Gefahrenquellen für die Kleinen dar, sobald sich diese mehr bewegen, da sie sich leicht darin verfangen und im schlimmsten Falle sogar strangulieren können.

Es gilt bei der Platzierung sowie der Ausstattung des Babybettes darüber hinaus einiges zu beachten. So sollten diese nicht unter Fenstern oder direkt an der Heizung stehen. Auch ein Luftzug sollte vermieden werden. Die optimale Raumtemperatur für einen gesunden Schlaf Ihres Babys beträgt etwa 16 bis 18 Grad Celsius. Ob Ihr Baby friert oder schwitzt, erkennen Sie nicht an den Händchen, sondern am Bereich zwischen den Schulterblättern. Dieser sollte warm sein, Ihr Kind sollte aber nicht schwitzen. Verzichten Sie außerdem auf Kuscheltiere, Kissen, Decken und Lammfelle. Gerade im ersten Lebensjahr ist ein Babyschlafsack vollkommen ausreichend. Legen Sie Ihr Baby in dieser Zeit immer auf den

Rücken. So ist sichergestellt, dass es während des Schlafs genug Sauerstoff bekommt.

Kapitel 6.2.3: Spielzeuge – Grenzen?

Spielen, spielen, spielen! Schon von klein auf ist es wichtig, dass Ihr Kind den Umgang mit Spielzeug lernt. Es fördert die Wahrnehmung und Vorstellungskraft, bildet die fünf Sinne aus und lässt Ihr Kind die körperlichen Fähigkeiten ausprobieren, entdecken und üben. Außerdem lernen Kinder auf diese Weise spielerisch, mit anderen umzugehen, sich in sie hineinzuversetzen und ahmt die Verhaltensweisen der „Großen" im Spiel nach, um später einmal genauso handeln zu können wie sie.

Beim Besuch des vollgefüllten Spielwarenladens kann man leicht den Überblick verlieren. Viele Eltern stellen sich die Frage, welche Spielzeuge für ihre Kinder in Frage kommen und wie viel Spielzeug ihr Sprössling eigentlich braucht. Es ist richtig, dass eine Vielfalt an Spielsachen wertvoll für das Kind ist, da es in verschiedener Weise angeregt wird, seine Sinne zu schärfen und die motorischen Fähigkeiten zu verbessern. Dies bedeutet jedoch keines Falls, dass mehr Spielzeug gleich besser ist. Schließlich besteht die Gefahr, Ihr Kind zu überfordern, sodass es schnell die Lust am Spielen verliert. Beschränken Sie sich daher auf einige wenige Spielzeuge, die Ihrem Kind dennoch Abwechslung bieten. Haben Sie zu viel Spielzeug, da etwa Freunde und Verwandte gerne Spielsachen schenken, lassen Sie einen Teil davon verschwinden und tauschen Sie immer wieder einige Spielzeuge aus. Wichtig ist, dass die Kreativität und Fantasie des Kindes angeregt werden. Alles was Töne von sich gibt, ist für Ihr Kind spannend. Es versucht, herauszufinden, welche Ursache hinter dem Geräusch steckt. Doch auch bei diesen Spielgeräten ist Vorsicht geboten, denn wenn etwa sprechende Puppen oder brummende Fahrzeuge zum Einsatz kommen, könnte es sein, dass Ihr Kind sich keine zusätzlichen Geräusche beim Spielen einfallen lassen muss. Hingegen sind Rasseln und Klangspielzeuge förderlich für die Ausprägung des Gehörs sowie des Verständnisses für Ursache und Wirkung, sofern die Kinder sehen, wie der Ton entsteht. Sie sollten bei den Spielsachen nicht fehlen.

Bei der Beschaffung von Spielzeugen sollten Sie das Alter sowie den Entwicklungsstand des Kindes beachten. Altersangaben auf Spielzeugen geben hierbei einen guten Anhaltspunkt, jedoch sollten Sie auf die individuellen Fähigkeiten Ihres eigenen Sprösslings achten. Nichts ist frustrierender für Ihr Kind, als beim Spielen keinen Erfolg zu haben. Versteht Ihr Kind die Regel oder den Sinn hinter einem Spielzeug nicht, könnte es rasch enttäuscht sein und das Spielzeug beiseitelegen. Jedes Kind ist anders und nicht jedes Kind möchte mit denselben Spielsachen spielen. Achten Sie darauf, womit sich Ihr Kind gerne beschäftigt und welche Fortschritte es dabei macht. Dementsprechend können Sie dann ein geeignetes Spielzeug auswählen.

Zu Beginn in den ersten drei Lebensmonaten ist der Greifreflex noch sehr ausgeprägt. Er wandelt sich nach und nach zu bewusstem Greifen, der den Einsatz erster Spielzeuge erlaubt. Hier sind etwa Greifringe oder Babyrasseln für Ihr Baby interessant, genauso wie weiche Kuscheltiere. Ab dem dritten Monat wird das Spielzeug mit allen Sinnen ausgetestet, besonders wird es ertastet und in den Mund gesteckt. Ein Knabberbuch oder ein buntes Greifplüschtier lassen Ihr Kind das Spielzeug intensiv ausprobieren. Ab dem sechsten Lebensmonat können Sie damit beginnen, dem Kind verschiedene Spielzeuge, die unterschiedliche Sinne und Fähigkeiten ansprechen, vorzusetzen. Besonders verschiedene Formen und Farben sind jetzt geeignet, um das räumliche Vorstellungsvermögen zu schulen. Stapelbecher oder Formensortierspiele bereiten Ihrem Kind in dieser Phase besondere Freude. Wird Ihr Kind älter und eignet es sich mehr und mehr Fähigkeiten an, können die Spielsachen auch anspruchsvoller werden. Sie können etwa Geräusche und Formen kombinieren oder der Fantasie mit Bauklötzen freien Lauf lassen.

Wichtig ist dabei, dass Sie als Vater sich ebenfalls gemeinsam mit Ihrem Kind mit dem Spielzeug beschäftigen, um es zu unterschiedlichen Spielarten anzuregen und ihm zu zeigen, was es mit dem Spielzeug machen kann. Rollen Sie etwa einen weichen Ball auf und ab, werfen Sie ihn und zeigen Sie Ihrem Sprössling schließlich, dass es den Ball auch mit seinen Füßen bewegen kann. Ihr Baby wird von der Vielfalt begeistert sein.

Darüber hinaus sollten Sie stets auf eine hervorragende Qualität der Spielzeuge achten. Es gibt auch gutes und günstiges Spielzeug und es muss nicht stets das teuerste Spielgerät sein, achten Sie aber auf Zertifizierungen und Qualitätsnormen (z. B. CE-Zeichen). Ganz günstige Fabrikate, die Sie etwa in 1 €-Shops erhalten, sollten Sie generell vermeiden. Ihr Kind wird das Spielzeug in den Mund nehmen und es vielleicht auch beschädigen. Deshalb ist es wichtig, dass Sie robustes Spielzeug wählen, das Sie aber dennoch regelmäßig kontrollieren, um eine Verletzung Ihres Kindes auszuschließen. Auch sollten Sie darauf Wert legen, nicht zu kleine Teile zu verwenden, da diese leicht verschluckt werden oder in die Luftröhre gelangen können.

Dem Spielen sind keinerlei Grenzen gesetzt. Je flexibler das Spielzeug eingesetzt werden kann, umso mehr Kreativität kann Ihr Kind beim Spielen entfalten. Es wird sich selbst, den eigenen Körper und die eigenen Fähigkeiten Schritt für Schritt entdecken und sich auf spielerische Weise auf das spätere Leben vorbereiten. Unterstützen Sie es in seiner Entwicklung, indem Sie geeignete Spielzeuge kaufen, die es weder über- noch unterfordern.

Kapitel 6.2.4: Draußen – Hygiene und Immunsystem

Babys sind im Bauch der Mutter gut geschützt und bei konstanten, wohligen 37 Grad Celsius haben sie es mollig warm und gerade gegen Ende der Schwangerschaft schön eng mit viel Hautkontakt. Das ändert sich für Ihr Kind schlagartig mit der Geburt. Es atmet zum allerersten Mal, hört die Geräusche von außen lauter und blickt in das grelle Licht des Kreißsaals. Auch seine Haut muss sich erst daran gewöhnen, nicht von warmem Wasser umgeben zu sein. Sie ist noch besonders empfindlich, sodass Sie die erste Lebenswoche mit Ihrem Säugling noch zu Hause verbringen sollen, bei Frühchen sogar bis zur zweiten Lebenswoche, da die Haut noch nicht vollständig ausgeprägt ist. Gewöhnen Sie die Haut Ihres Babys langsam an die Außenluft, indem Sie zuerst kurze Spaziergänge von 15 Minuten unternehmen und die Dauer langsam steigern. Ab dem ersten Monat hat sich die Fettschicht unter der Haut des Kindes ausgebildet und es kann schon getrost eine Stunde im Freien verbringen.

Viele Eltern stellen sich gerade beim ersten Spaziergang mit dem Baby die Frage, ob es wohl friert oder schwitzt. Dies können sie ganz einfach erfühlen: Spüren Sie, dass die Ohren, die Hände oder die Füße Ihres Babys kalt sind, so sollten Sie schnell das Warme suchen. Ist hingegen der Nacken feucht und warm, trägt Ihr Baby eine Schicht Kleidung zu viel. Grundsätzlich gilt die Faustregel, dass Babys immer eine Schicht mehr als wir Erwachsene tragen sollten, da sie ihre Körperwärme noch nicht so gut halten können.

Gehen Sie unbedingt mit Ihrem Sprössling an die frische Luft, außer bei Sturm oder Nebel. Sie tut Ihrem Kleinsten besonders gut und sorgt für einen aufgefrischten Vitamin D-Haushalt, der Stoffwechsel wird angeregt und das Immunsystem lernt, sich mit fremden Einflüssen zu arrangieren. Dabei bitte nicht vergessen: das Mützchen. Ihr Baby braucht es auch bei warmen Temperaturen. Erst ab 30 Grad Celsius sollte es gegen einen leichten Sonnenhut ausgetauscht werden. Achten Sie bei der Kleidung Ihres Babys darauf, dass die unterste Schicht, die direkt mit der Haut in Berührung kommt, ausschließlich aus Naturmaterialien besteht. Baumwolle, Schafwolle oder Seide sind in Ordnung, vermeiden Sie aber Polyester oder ähnliche Kunststoffe. Bei etwas längeren Spaziergängen im Winter empfiehlt es sich, die Babyhaut mit fetthaltiger Creme einzureiben, die wie eine Isolierung wirkt.

Einige Eltern fürchten sich davor, dass ihr Kind, wenn es älter ist und selbständig draußen spielen kann, mit Dingen in Kontakt kommt, die wir Eltern nicht so gerne sehen. Sie stecken sich Sand in den Mund oder kauen auf abgerissenem Gras herum, lecken Spiegel oder den Boden ab. Das ist ganz normal, denn auch auf diese Weise erkunden Babys ihre Umwelt und lernen sie kennen. Dafür nutzt es eben all seine Sinne, auch den Tast- und den Geschmackssinn. Dies ist auch gut so, denn so lernt das Immunsystem, Keime und Erreger abzuwehren und den Körper des Babys gesund zu halten. Um Allergien später zu vermeiden, spielt der Kontakt mit Bakterien eine wichtige Rolle. Mehrfache Infekte pro Jahr sind im Kleinkindalter üblich. Besucht Ihr Sprössling einmal die Krippe oder den Kindergarten, so werden sich diese deutlich häufen.

Lassen Sie Ihr Kind also ruhigen Gewissens spielen. Denken Sie daran, dass es womöglich gerade die Welt für sich erkundet und Neues entdeckt. Nur bei besonders unhygienischen Kontakten sollten sie es sanft pflegen und die Hände des Kindes waschen. Benutzen Sie kein Desinfektionsmittel, da dieses die Haut Ihres Kindes noch nicht verträgt. Seien Sie in Punkto Hygiene ohnehin vorsichtig. Zahlreiche Babyreinigungsmittel bieten die Drogerien an, doch nur wenige werden wirklich benötigt, um Ihr Baby sauber und rein zu halten.

Kapitel 6.2.5: Ein babysicheres Zuhause

Gefahren für Ihr Baby lauern überall – sogar in der eigenen Wohnung. Aus diesem Grund sollten Sie sich bereits vor der Geburt Gedanken darüber machen, Ihre Wohnung kindersicher zu gestalten. Sobald es sich beginnt, auf den Bauch zu drehen, zu krabbeln und sich später auch an den ersten Gegenständen hochzuziehen, ist Vorsicht geboten. Bereits vorher sind Sie gefragt. Am besten geht das aus der sogenannten Froschperspektive. Schauen Sie sich Ihre Wohnung bewusst mit Kinderaugen an und gehen Sie dazu in eine Position knapp über dem Boden. Was könnte alles passieren und wo müssen Sie als Eltern Vorsorge treffen? Erkunden Sie auf diese Weise aufmerksam die gesamte Wohnfläche, Balkone, Terrassen sowie den Garten.

Rund 200.000 Kinder verletzten sich jährlich in Deutschland im eigenen Zuhause. Häufig sind Verbrennungen, Schnittwunden, Stromschläge, Quetschungen oder Vergiftungen die Ursache. Voraus geht diesen stets eine kleine Unachtsamkeit im Haushalt. Mag sie auch noch so winzig sein, für Ihr Kind kann sie schnell zur Gefahr werden. Es hat selbst noch kein Bewusstsein für diese und möchte alles in Ihrer Wohnung für sich entdecken. Sorgen Sie dafür, dass diese Entdeckungstouren sicher ablaufen und Ihr Kind nicht gefährden.

Besonders an Treppen sollten Sie, sobald Ihr Kleines krabbelt, auf Schutzgitter achten, genauso vor Türen zu Räumen, die es nicht betreten sollte, wie etwa den Hauswirtschaftsraum. Generell bilden Steckdosen eine große Gefahr. Fast sehen sie aus wie kleine Smileys, die Ihr Kind zum Spielen einladen, weshalb sie besonders trügerisch sind. Hier gibt es einfache Kindersicherungssysteme, die Ihr Baby vor der Gefahr eines Stromschlags schützen. Auch herumliegende Kabel oder Gerätschaften stellen für Kleinkinder oft interessante Gegenstände dar, besonders wenn sie bunt sind oder viele Knöpfe haben. Doch zieht Ihr Kind am Kabel, kann es sein, dass das Gerät abstürzt und Ihren Sprössling dadurch verletzt.

Gefahren lauern besonders in der Küche. Heiße Herdplatten können an den Händen starke Verbrennungen verursachen. Die Beschaffung eines Herdschutzgitters stellt daher eine sinnvolle Investition dar. Sie sollten dennoch bevorzugt auf den hinteren Platten, an die Ihr Kleinkind noch nicht so gut herankommt, kochen und die Pfannenstiele dabei stets zur Seite oder nach hinten drehen. Die vielen Schubladen in der Küche eignen sich für Ihr Kind ideal zum Öffnen, die Griffe auch zum Klettern auf die Arbeitsfläche. Hier sollten Sie auf Schubladen- und Schranksicherungen achten, die mit einer Kindersicherung versehen sind. Ansonsten könnte es sich rasch die Finger darin einklemmen. Dies gilt übrigens generell auch für Türen und Fenster, für die es ebenfalls entsprechende Schutzvorrichtungen gibt. Sie sollten Ihr Kind nie alleine in der Nähe eines weitgeöffneten Fensters spielen lassen. Babys und Kleinkinder haben einen anderen Körperschwerpunkt als Erwachsene, da der Kopf noch deutlich größer ist. Deshalb kippen sie leichter vornüber, was gerade bei Fenstern, aber auch bei Balkonen fatal sein kann.

Denken Sie auch an Kordeln, Schleifen oder Vorhänge: Nicht nur, dass Ihr Kind diese Gegenstände und damit andere Vorrichtungen und Dinge herabreißen könnte, es besteht zusätzlich eine erhöhte Strangulationsgefahr. Kinder können sich aus den Fallen nicht mehr befreien. Sie sollten daher aus einer kindersicheren Wohnumgebung gänzlich entfernt werden.

Besonders Spülmittel, Öle, Medikamente und sonstige Giftstoffe sollten Sie ausschließlich in verschließbaren Schränken aufbewahren, an die Ihr Kind niemals herankommt. Verschluckt es diese Stoffe und Flüssigkeiten, ist Eile geboten. Rufen Sie unverzüglich den Giftnotruf und handeln Sie keinesfalls selbst, sondern vertrauen Sie den Experten. Vor allem lassen Sie bitte Ihr Kind kein Wasser danach trinken.

Ecken und Kanten gehören zu den häufigsten Ursachen für Verletzungen von Kindern. Beginnt Ihr Kind zu laufen, achtet es noch nicht darauf, wo es hinläuft, da es mit den Bewegungsabläufen an sich beschäftigt ist. Darum gehören Wandkanten, aber auch Möbel zu den potenziellen Gefahrquellen. Sie können auf ganz einfache Weise entschärft werden, indem Ecken- und Kantenschutz angebracht wird.

Letztlich gilt trotz aller Vorsicht, dass Sie Ihr Kind niemals lange aus den Augen lassen sollten, egal wo es sich aufhält. Gerade die Stille kann schnell trügerisch werden. Erklären Sie Ihrem Kind die Gefahrquellen und weshalb es diese nicht berühren darf. Zeigen Sie ihm auf, was passieren könnte und dass es sich ernsthaft verletzten könnte. Sicherlich wird das die Neugierde nicht mindern, aber zumindest lässt es vielleicht eine Weile lang die Finger davon. Erklären Sie Ihrem Sprössling wieder und wieder, warum es etwas nicht darf, weshalb das Hinaufklettern verboten ist, oder den Grund, weshalb es die Schere, das Messer oder bestimmte Kleinteile nicht bekommt.

Werden Sie also bereits präventiv tätig. Es muss nicht immer erst etwas passieren, um dem Kind zu zeigen, dass etwas gefährlich ist. Durch entsprechende Schutzvorrichtungen können Sie viele Gefahren ausschließen oder diese zumindest minimieren.

Kapitel 6.3: Mein Baby und Haustiere

Baby und Haustier? Das schließt sich nicht unbedingt aus. Im Gegenteil: Wissenschaftliche Studien haben ergeben, dass Kinder, die in einem Haushalt mit Tieren aufwachsen, ein gestärktes Immunsystem haben, früher reifen und Verantwortung übernehmen und Respekt gegenüber anderen entwickeln. Sie verhalten sich allgemein sozialer und weniger aggressiv, sondern kontaktfreudiger und selbstbewusster, oder einfach fröhlicher. Dennoch gibt es einiges zu beachten, wenn Ihr Baby in sein neues Zuhause einzieht, das Hund oder Katze schon länger bewohnen.

Bisher war Ihr Haustier ein Familienmitglied, dem Sie beide besonders viel Aufmerksamkeit geschenkt haben. Das wird nun anders sein. Ihr Baby rückt an erste Stelle und bedarf eines Großteils Ihrer Energie und Zeit. Damit sich Ihr Haustier nicht ungeliebt und zurückgesetzt fühlt (denn es wird sich ähnlich wie ein älteres Geschwisterkind fühlen), können Sie es auf das neue Familienmitglied vorbereiten, indem Sie ihm bereits vor der Geburt die neuen Tabuzonen, wie etwa das künftige Kinderzimmer, oder falls es in Ihrem Bett geschlafen hat, auch dieses zeigen. Ihr Hund oder Ihre Katze müssen sich erst daran gewöhnen, dass der frühere Lieblingsschlafplatz bald vielleicht nicht mehr genutzt werden kann.

Wenn das Baby dann da ist und Ihre Partnerin mit ihm noch in der Klinik bleibt, nehmen Sie die getragenen Bodys Ihres Sprösslings mit nach Hause, sodass sich Ihr Haustier bereits an den Geruch des Neugeborenen gewöhnen kann. Generell sind Sie als Mann nun die wichtigste Bezugsperson für Ihr gemeinsames Haustier. Während sich Ihre Partnerin voll und ganz dem Baby widmet, ist es Ihre Aufgabe, Hund oder Katze zu versorgen und zu umsorgen. Sie brauchen in der Zeit der Umstellung viel Liebe und Zuwendung, die Sie Ihnen auch geben müssen. Extrastreicheleinheiten oder Leckerlis bewirken für die Akzeptanz der neuen Regeln oft Wunder.

Wichtig ist, dass Ihr Baby und das Haustier nicht alleine miteinander in einem Raum sind, vor allem nicht, wenn Ihr Sprössling schläft. Haustiere suchen die Nähe und den Kontakt zu Menschen. Das könnte für Ihr Baby fatale Folgen haben, etwa wenn die Atemwege behindert werden. Das bedeutet aber nicht, dass es keine Kontakte geben darf. Laufen diese kontrolliert und unter Ihrer Anweisung und Aufsicht ab, werden es für das Baby wie auch für Hund oder Katze besondere Momente sein, in denen sich beide kennen und lieben lernen werden. Später werden sie vielleicht Spielkameraden und freuen sich über die Beschäftigung.

Ein heikles Thema, das viele junge Eltern verunsichert, ist die Hygiene. Ihr Haustier kann Krankheitserreger in sich tragen, über welche wir uns Menschen anstecken können. Zu ihnen gehören etwa Bakterien, Pilze oder in selteneren Fällen auch Würmer. Grundsätzlich gibt es kaum Grund zur Sorge, denn unsere Haustiere halten sich in derselben Umgebung auf wie wir. Problematisch wird es erst bei zu viel Kontakt, etwa durch den Austausch von Speichel zwischen Haustier und Kind. Hier können Sie aber Vorsorge treffen und regelmäßig Check-ups beim Tierarzt durchführen lassen. Ohnehin sollten die Impfungen Ihrer Haustiere immer auf dem aktuellen Stand sein.

Mit einem weiteren Vorurteil muss an dieser Stelle ebenfalls definitiv aufgeräumt werden. Es kommt nicht auf die Rasse des Haustieres an, ob dieses babyfreundlich ist, oder eben nicht, sondern vielmehr auf sein Wesen. Dobermann und Pitbull Terrier können gleichermaßen Kinder akzeptieren und lieben wie Chihuahuas und Golden Retriever. Führen Sie Ihr Haustier langsam an das neue Familienmitglied heran und zeigen Sie ihm, dass es dennoch von Ihnen geliebt wird, in dem Sie Zeit mit ihm, am besten gemeinsam mit dem Baby, verbringen. Nur in absoluten Ausnahmefällen kann es vorkommen, dass Hund oder Katze das neue Familienmitglied nicht akzeptieren, oder das Kind aufgrund genetischer Vorbelastung eine heftige Tierhaarallergie entwickelt. In diesem Fall werden Sie vor die schwierige Entscheidung gestellt, das Tier abzugeben. Vielleicht kann es bei Verwandten oder Bekannten unterkommen? Dann wird der Abschied für Sie leichter sein und Ihr Gewissen wird sich beruhigen, da Sie sicher sein können, es in gute Hände gegeben zu haben.

Kapitel 7: Formalitäten-Dschungel

Mit der Geburt Ihres Sprösslings fällt zwangsläufig einiges an Papierkram an. Das betrifft sowohl Ihr Kind selbst, etwa was die Anzeige der Geburt in der Klinik, die Beschaffung der Geburtsurkunden oder die Steueridentifikationsnummer und die Krankenversicherung betrifft, als auch Sie beide als Eltern. Sie haben nun Anspruch auf Kindergeld und Elternzeit. Außerdem gibt es mit Kindern nun zahlreiche Vergünstigungen, seien sie steuerlicher Art oder in Form von Zuschüssen bei Investitionen, wie etwa das Baukindergeld.

Die folgenden Themenbereiche werden dabei nicht ausführlich und im Detail rechtsverbindlich geklärt. Sie werden sich schließlich bei den einzelnen Behörden und Institutionen informieren lassen und früh genug mit den Themen Kindergeld, Anmeldung, Taufe, Elternzeit und vielen weiteren in Berührung kommen. Wichtig ist, dass Sie Fehler vermeiden. Auch ich habe mir oft gewünscht, den ein oder anderen Tipp erhalten zu haben, bevor die Erfahrung mich gelehrt hat, richtig zu handeln. Diese Erfahrung möchte ich im Folgenden mit Ihnen teilen, damit Sie nicht auf dieselben Fehler hineinfallen, sondern sicher an Ihr Ziel kommen. Schließlich geht es bei der Beantragung von Sozialleistungen und Behördengängen um viel Geld – Geld, das Sie als junge Familie sicherlich sehr gut gebrauchen können. Schöpfen Sie also sämtliche Quellen, die Ihnen geboten werden, aus. Lassen Sie sich nicht über den Tisch ziehen, sondern nutzen Sie die Hinweise zu Ihrem Vorteil.

Kapitel 7.1: Kindergeld

Beantragen Sie das Kindergeld in jedem Fall bei der zuständigen Familienkasse Ihrer Bundesagentur für Arbeit unabhängig von der Tatsache, ob Sie dieses nutzen oder der Kinderfreibetrag bei der Einkommensteuererklärung für Sie in Frage kommt. Denn auch für die zweite Variante, die ab einem jährlichen Haushaltseinkommen von 64.000 Euro zum Tragen kommt, ist der Kindergeldantrag zwingende Voraussetzung. Beantragen Sie das Kindergeld zeitnah nach der Geburt, sobald die Steueridentifikationsnummer Ihres Kindes vorliegt. Etwa vier bis sechs Wochen dauert es, bis es das erste Mal auf Ihrem Konto eingeht.

Es gilt, bei der Beantragung von Kindergeld einige Punkte zu beachten. Antragsteller und Berechtigter kann immer nur ein Elternteil sein. Für die ersten beiden Kinder wird das Kindergeld einfach verdoppelt. Kommt ein weiteres hinzu, erhält man den dreifachen Kindergeldsatz sowie einen kleinen Bonus, der sich für das vierte Kind noch einmal erhöht. Machen Sie sich noch vor der Geburt Gedanken, wer von Ihnen beiden Kindergeldberechtigter sein soll. Bei weiteren Kindern macht es nur Sinn, dass der jeweils Berechtigte auch für die weiteren Kindergeldzahlungen (für nachfolgende Kinder) berechtigt ist. Nun gibt es noch eine spitzfindige Regelung, die zum Tragen kommt, wenn Sie oder Ihre Partnerin ein oder mehrere Kinder aus früheren Beziehungen haben und diese nicht bei Ihnen wohnen. Diese können Sie dennoch beim Kindergeld als sogenannte „Zählkinder" angeben. Zwar erhalten Sie für diese kein Kindergeld, doch erhöht sich für Ihr gemeinsames Neugeborenes dadurch der Kindergeldsatz. Angenommen, Sie haben bereits zwei Kinder aus einer vorangegangen Ehe, die geschieden ist. Ihre damalige Ehefrau hat die Kinder bei sich und erhält das Kindergeld für diese beiden. Nun kommt ein weiterer Spross mit Ihrer neuen Partnerin zur Welt. Nun sollten Sie Kindergeldberechtigter sein, denn Ihre Kinder aus der vorangegangenen Ehe werden zu „Zählkindern", mit der Folge, dass Sie für Ihr Neugeborenes den erhöhten Kindergeldsatz erhalten.

Grundsätzlich wird das Kindergeld bis zum 18. Lebensjahr Ihres Kindes gezahlt, doch unter bestimmten Voraussetzungen sogar bis zum 25. Lebensjahr, etwa wenn es studiert oder einer Ausbildung nachgeht. Dadurch, dass dies häufig nicht angegeben wird, gehen den Eltern tausende von Euro verloren. Achtung: In diesem Fall darf Ihr Kind aber nur einen gewissen Betrag hinzuverdienen. Auch eine potenzielle Erbschaft Ihres Kindes wäre als Vermögen anzurechnen, sodass der Anspruch erlischt.

Gerade Geringverdiener können vom Kinderzuschlag und dem Bildungspaket profitieren, vor allem seit die Höchsteinkommensgrenze gefallen ist. So werden inzwischen sogar Familien mit mittleren Einkommen gefördert. Hier gibt es zusätzlich 185 Euro pro Kind bzw. 150 Euro pro Schuljahr. Lassen Sie von der Familienkasse prüfen, ob für Sie vielleicht eine Berechtigung vorliegt. Das Geld sollten Sie im Falle eines Anspruches auf jeden Fall mitnehmen.

Wenn Sie Ihr Familiennest bauen möchten, kann das Baukindergeld für Sie in Frage kommen. Es beträgt aktuell 800 Euro, solange das Kind in Ihrem Haushalt lebt. Auch bei der Riester-Rente oder als Beamter stehen Ihnen verschiedene Vergünstigungen zur Verfügung, an die es zu denken und sie zu beantragen gilt. Füllen Sie außerdem bei Ihrer Einkommensteuererklärung unbedingt die Anlage „Kind" aus, da sich Ihr Sprössling hier deutlich steuermindernd für Sie beide auswirken kann. Auch bei der Berechnung der Kirchensteuer und des Solidaritätszuschlags bringt Ihr Kind Steuervorteile für Sie.

Kapitel 7.2: Elternzeit – Arbeitgeber

Vielleicht kennen Sie es: Sie sind ein echtes Arbeitstier und einer der Leistungsträger in Ihrer Firma. Sie sind immer und überall erreichbar und ohne Sie läuft es einfach nicht. Nun haben Sie eine Familie und Ihre Welt dreht sich nicht mehr nur um die Belange des Unternehmens. Sie möchten Zeit mit Ihrer Familie verbringen und sich eine Auszeit vom Job nehmen, denn die Firma steht nun nicht mehr an erster Stelle. Dann kommt für Sie die Elternzeit in Frage. Da Sie ohne Lohnfortzahlung von der Erbringung der Arbeitsleistung befreit werden, steht Ihnen als Ausgleich das Elterngeld zu, das Sie gesondert beantragen müssen.

Elternzeit müssen Sie in diesem Sinne nicht beantragen, sondern lediglich bei Ihrem Arbeitgeber mindestens sieben Wochen vor Antritt schriftlich anzeigen. Dabei genügt es den Zeitraum genau zu benennen. Lassen Sie die Anzeige von Ihrem Arbeitgeber auf jeden Fall bestätigen, damit es später nicht zu Streitigkeiten kommt. Möchten Sie gleich ab Geburt Elternzeit nehmen, so zeigen Sie dies mindestens sieben Wochen vor dem errechneten Geburtstermin an. Tragen Sie dabei als Beginn „ab Geburt" ein und nennen Sie den errechneten Geburtstermin. Kommt Ihr Baby früher, haben Sie dringende Gründe für den früheren Beginn. Entscheidet sich Ihr Kind für einen späteren Termin, ist das auch nicht weiter schlimm, denn dann beginnt eben die Elternzeit später. Ihre Partnerin kann Elternzeit erst nach der achtwöchigen Mutterschutzfrist in Anspruch nehmen. Hier sollte sie gleich nach der Geburt die Anzeige an den Arbeitgeber richten.

Die Elternzeit kann beliebig genommen werden. Es muss nicht zwingend ab Geburt sein, sondern vielleicht auch erst, wenn das Kind schon älter ist. Pro Kind sind bis zu drei Jahre Elternzeit möglich. Bei Zwillingen können Sie für jedes Kind Elternzeit nehmen. Während der Elternzeit müssen Sie nicht komplett auf die Arbeit verzichten, Sie können auch im Teilzeitmodell mit Stundenreduzierung zu durchschnittlich maximal 30 Wochenstunden weiter für Ihren Arbeitgeber und Ihre Familie da sein. Sollte das für Sie in Frage kommen, teilen Sie das Interesse dem Arbeitgeber schon bei Anzeige der Elternzeit mit, damit eine Ablehnung aus dringenden betrieblichen Gründen ausgeschlossen werden kann. Sie können die Elternzeit in bis zu drei Abschnitte aufteilen, die Sie dem Arbeitgeber mitteilen und an die Sie für zwei Jahre gebunden sind, um die Planungen des Betriebs zu ermöglichen. Sie haben sogar die Möglichkeit, nicht genutzte Elternzeitanteile noch nach dem dritten Geburtstag bis zum achten Geburtstag Ihres Sprösslings zu nehmen. Verlängern Sie einen Abschnitt ohne Unterbrechung, so gilt die Zeit der Verlängerung nicht als eigener Abschnitt.

Mit der Elternzeit geht ein besonderer Kündigungsschutz für Sie einher. Er gilt nur während der Abschnitte, nicht aber dazwischen. Sie genießen ihn auch, wenn Sie das Teilzeitmodell für sich in Anspruch nehmen. Eine Kündigung kommt allenfalls bei Insolvenz, Stilllegung des Betriebs, bei Kleinunternehmen, wenn eine qualifizierte Ersatzkraft fehlt ober bei besonders schwerer Pflichtverletzung Ihrerseits in Betracht.

Nach der Elternzeit können Sie im Regelfall zur vorherigen Stundenzahl auf Ihren Arbeitsplatz zurückkehren. Der Arbeitgeber hat jedoch das Direktionsrecht, das ihn dazu berechtigt, Ihnen im Rahmen des Arbeitsvertrages eine andere, gleichwertige Stelle oder an einem anderen Ort zu übertragen. Er muss dabei aber auch beachten, dass der Wechsel für Sie angemessen sein muss.

Gerade viele Väter scheuen sich davor, in Elternzeit zu gehen. Sie haben ein schlechtes Gewissen und fürchten, dem Arbeitgeber damit auf den Schlips zu treten. Ihr hohes Pflichtbewusstsein ehrt Sie sicherlich, doch Sie müssen sich eingestehen, dass Sie entbehrlich und oftmals auch austauschbar sind, auch wenn Sie es nicht wahrhaben wollen. Der Betrieb wird auch während Ihrer Elternzeit weiterlaufen. Für Männer ist es oft schwierig, ihre Wünsche gegenüber dem Arbeitgeber zu äußern, und sie haben Zweifel. Vielleicht gilt das auch für Sie? Wie sagen Sie es Ihrem Chef am besten, dass Sie bald in Elternzeit gehen werden? Gerade wenn Sie eine Schlüsselposition besetzen, kann Ihr Ausfall für ihn schon einmal schmerzlich sein. Bereiten Sie ihn also frühzeitig darauf vor und reden Sie ab und zu wieder von der Schwangerschaft Ihrer Partnerin und wie Sie sich das Familienleben – inklusive Elternzeit – vorstellen. Besprechen Sie alles Notwendige am besten während eines separaten Termins und bereiten Sie sich gut darauf vor. Denken Sie etwa an Ersatz und Wiedereinstieg, Dauer und Zeiträume Ihres Ausfalls, Austauschmöglichkeiten, damit Sie am Ball bleiben, Erreichbarkeit oder Fortbildungen während der Elternzeit. Gehen Sie an das Gespräch lösungsorientiert und optimistisch heran. Lassen Sie sich von Ihrem Weg nicht abbringen, sondern finden Sie einen gemeinsamen Konsens mit Ihrem Vorgesetzten.

Viele Männer fragen sich, wie der Wiedereinstieg in das Arbeitsleben funktionieren wird und was es dabei zu beachten gilt. Einige möchten vielleicht das Teilzeitmodell beibehalten und die Stunden dauerhaft reduzieren. Hier sei gesagt, dass hierauf keinesfalls Anspruch besteht. Außerdem müssten Sie die Stundenreduzierung schriftlich beantragen. Der Arbeitgeber kann sie genehmigen, muss dies jedoch nicht, wenn Gründe entgegenstehen. Auch unter den Arbeitgebern gibt es einige schwarze Schafe, die die Elternzeit verteufeln und es den Rückkehrern schwer machen, sich wieder ins Arbeitsleben zu integrieren. Hier müssen Sie ihn auf seine Pflichten hinweisen und im besten Falle vorab eine Rechtschutzversicherung abschließen. Gerade bei großen Arbeitgebern kann es passieren, dass diese gar nicht mit Ihrer Rückkehr rechnen. Es empfiehlt sich, dass Sie daher frühzeitig mit ihm in Kontakt treten, um den Wiedereinstieg reibungslos zu gestalten. Der bisherige Urlaubsanspruch verfällt nicht, sondern wird auf die Zeit nach der Elternzeit übertragen. Jedoch darf der Arbeitgeber pro Monat Elternzeit ein Zwölftel des Urlaubsanspruches abziehen. Sprechen Sie in jedem Fall vor der Inanspruchnahme der Elternzeit intensiv und offen mit Ihrem Arbeitgeber über die Zeit danach. Auch für den Wiedereinstieg empfiehlt sich ein Gespräch mit dem Vorgesetzten.

Generell hilft es beim Wiedereinstieg, wenn Sie zuvor während der Elternzeit schon immer wieder mit Kollegen und dem Chef in Kontakt bleiben, da Sie sich so ins Gedächtnis rufen und gefühlt nie wirklich weg waren. Besuchen Sie Ihren Arbeitsplatz doch einfach einmal gemeinsam mit Ihrem Sprössling. Sicherlich werden Sie einiges verpassen und Sie sind nicht mehr Teil des Teams. Gehen Sie proaktiv an die Sache heran und erkundigen Sie sich immer wieder über Neuigkeiten, die Ihnen den Einstieg erleichtern werden. Haben Sie dennoch Vorbehalte oder Sorgen, besprechen Sie diese mit Ihrer Partnerin und teilen Sie sie auch offen Ihrem Arbeitgeber mit. Alles lässt sich klären und Sie sind nicht allein.

Für Väter ist es oft schwierig, aus den verstaubten Ansichten auszubrechen und auch für die Familie da zu sein. Von der Gesellschaft werden sie in die Ernährerrolle gedrängt und sie fühlen sich dem Arbeitgeber wie auch den Erwartungen verpflichtet. Dies ist offenbar auch der Grund, weshalb Männer im Durchschnitt lediglich rund vier Monate Elternzeit pro Kind beziehen und Frauen über 13. Springen Sie über Ihren Schatten, auch wenn die Angst vor Abstieg und Ansehensverlust groß ist: Ihre Familie ist es allemal wert.

Kapitel 7.3: Namensgebung und Taufe

Die Geschmäcker sind bekanntlich unterschiedlich. So ist das auch bei den Namen für die eigenen Kinder. Die Meinungen zwischen Mann und Frau können dabei weit auseinander gehen: Von konservativ bis exotisch sind der Wahl des richtigen Namens kaum Grenzen gesetzt. Einigen Sie sich am besten frühzeitig auf den oder die Namen für Ihr Kind, damit die Geburt beim Standesamt schnell beurkundet werden kann. Vorsicht bei Doppelnamen: Verbinden Sie zwei Namen für Ihr Kind mit einem Bindestrich, gilt dieser als ein Name, mit der Folge, dass Ihr Kind sein Leben lang stets den gesamten Namen in offiziellen Dokumenten angeben muss. Handelt es sich um zwei lange Namen, trennen Sie diese bestenfalls. Sie können Ihrem Kind auch mehr als zwei Vornamen geben. Denken Sie nur daran, dass Ihr Kind den oder die Vornamen nicht ablegen kann. Sie werden immer Bestandteil seiner Identität sein. Also wählen Sie mit Bedacht.

Der Geburtsbeurkundung geht die Geburtsanzeige voraus. Diese wird in der Regel noch in der Klinik erfolgen. Bei Hausgeburten müssen Sie dem zuständigen Standesamt selbst die Geburt Ihres Kindes anzeigen. Die Geburtsanzeige enthält alle wichtigen Daten von Ihnen beiden und das Geburtsdatum und den –zeitpunkt sowie den genauen Ort der Geburt. Außerdem sollte bereits ein Vorname feststehen. Die Anzeige wird von der Klinik umgehend an das Standesamt weitergeleitet.

Dort wird zunächst einmal die rechtliche Abstammung Ihres Kindes geklärt. Die Mutter ist immer die Frau, die das Kind geboren hat, ganz klar. Beim Vater ist das jedoch nicht zwingend eindeutig. Das Bürgerliche Gesetzbuch nimmt an, dass der Ehepartner der Mutter auch immer der Vater ist. Doch wie ist das bei unverheirateten Paaren? Dann muss auf jeden Fall eine Vaterschaftsanerkennung beim Standesamt erfolgen. Ihre Partnerin muss dabei Ihrer Vaterschaft zustimmen. Das können Sie bereits vor der Geburt machen, oder wenn Ihr Sprössling bereits auf der Welt ist. Die Erklärung zum gemeinsamen Sorgerecht muss gesondert beim Jugendamt erfolgen. Bringen Sie zur Beurkundung der Geburt Ihres Kindes alle erforderlichen Unterlagen im Original mit, etwa die Personalausweise oder Reisepässe, Ihre eigene Geburtsurkunde und die Ihrer Partnerin sowie gegebenenfalls die Eheurkunde. Sollte einer von Ihnen oder Sie beide nicht die deutsche Staatsangehörigkeit besitzen, können weitere Unterlagen erforderlich sein. Erkundigen Sie sich dafür bereits vorab frühzeitig beim zuständigen Standesamt.

Schließlich stellt sich auch die Frage, welchen Familiennamen das Kind bekommen soll. Sind Sie verheiratet und führen Sie einen Ehenamen, so bekommt Ihr Kind selbstverständlich diesen. Sind Sie beide nicht verheiratet oder haben Sie Ihre Geburtsnamen jeweils behalten, steht es Ihnen frei, dem Kind einen der beiden Namen zu geben. Tendenziell raten die Standesämter dazu, den Familiennamen der Mutter weiterzugeben. Führt einer von Ihnen beiden einen Doppelnamen, so kann auch dieser Familienname des Kindes werden.

Ist die Geburtsbeurkundung geschafft, müssen Sie das Kind nicht noch gesondert beim Einwohnermeldeamt Ihrer Heimatkommune anmelden. Dies übernimmt das Standesamt automatisch für Sie. Zusätzlich erhalten Sie drei kostenlose Geburtsurkunden vom Standesbeamten zur Beantragung von Elterngeld, Kindergeld sowie für die Krankenkasse. Weitere Geburtsurkunden, etwa zur Vorlage beim Arbeitgeber, erhalten Sie dort ebenfalls auf Wunsch.

Bei der richtigen Namenswahl geht es auch bei der Taufe. Überlegen Sie sich gemeinsam, ob Sie Ihr Kind taufen lassen möchten. Stellen Sie sich die Frage, ob Sie selbst in der Lage sind, Ihr Kind nach religiösen Maßstäben zu erziehen und Gott dabei eine Rolle spielen zu lassen. Kommen Sie zum Entschluss, dass die Taufe für Ihr Kind in Frage kommt, gilt es sich darauf vorzubereiten.

Ihr Kind wird durch die Taufe in die christliche Gemeinschaft aufgenommen. Es handelt sich um eines der heiligen Sakramente, die ein Mensch empfängt. Hinter dem Namen Ihres Kindes verbirgt sich sein Schutzheiliger. Wählen Sie etwa „Andreas" zum Taufnamen, so ist der Märtyrer und Apostel Andreas, der am Kreuz für seinen Glauben starb, der Patron Ihres Kindes. Es sind immer mutige und starke Persönlichkeiten, die Ihrem Kind auf dem Lebensweg helfen sollen. Ihre Gedenktage werden zum Namenstag für Ihr Kind, der in manchen Gegenden Deutschlands wie der Geburtstag gefeiert wird.

Wählen Sie außerdem ein oder zwei Taufpaten für Ihr Kind. Ihre Aufgabe ist es, wie die der Schutzheiligen, Ihren Sprössling bis zum Erwachsenenalter und darüber hinaus zu begleiten und für ihn da zu sein, egal was kommen mag. Der Taufpate soll Sie beide auch dabei unterstützen, Ihr Kind im christlichen Glauben zu erziehen.

Eine Taufe läuft in etwa immer ähnlich ab. Zur Eröffnung befragt Sie beide der Pfarrer, ob Sie bereit sind und sich die Taufe für Ihr Kind erbitten wollen. Im Anschluss folgt ein kurzer Wortgottesdienst. Es werden Bibelstellen vorgelesen und Fürbitten für Ihr Kind vorgetragen. Dann folgt die eigentliche Tauffeier. Sie widersagen dem Bösen und bekennen den Glauben an Gott. Am Taufstein gießt der Priester dreimal Wasser über das Köpfchen Ihres Sprösslings und spricht dabei „im Namen des Vaters und des Sohnes und des Heiligen Geistes". Dann entzünden die Eltern oder der Pate an der Osterkerze die Taufkerze als Symbol dafür, dass der Heilige Geist nun zum Leben Ihres Kindes gehört. Die Stirn Ihres Kindes wird mit Chrisamöl gesalbt. Es ist wohlriechend und diente schon im Altertum der Pflege und der Reinlichkeit. Der Geistliche berührt abschließend Ohren und Mund des Täuflings, um das Wort Gottes zu vernehmen und es weiterzugeben. Dann ist auch die Tauffeier vorüber.

Sie können diese ganz individuell gestalten. Musikalische Umrahmung und ganz persönliche Worte Ihrer Verwandten verleihen der Tauffeier einen besonders feierlichen Charakter.

Sprechen Sie gemeinsam ganz offen über die Namensgebung und die Taufe Ihres Kindes. Sie beide müssen überzeugt sein, auch wenn es bei mancher Entscheidung eines Kompromisses bedarf. Falls Sie Anregungen und Tipps zur Namensgebung Ihres Kindes wünschen, finden Sie am Ende dieses Buches eine Empfehlung für ein gemeinsames Werk von mir und anderen Eltern, in welchem verschiedenste Namen für Kinder gesammelt wurden. Vielleicht entdecken Sie Namen, an die Sie beide zuvor nicht gedacht haben?

Kapitel 8: Karriere trotz Kind?

Kind und Karriere – schließt sich das aus? Keinesfalls! Sie können eine Familie gründen und für sie da sein und trotzdem weiter erfolgreich die Karriereleiter emporklettern. Es kommt nur eben auf das richtige Maß an. Wir Männer haben ein verstaubtes Ideal vom „Working Dad" im Kopf, der lebt, um die Familie durchzubringen und Wohlstand zu schaffen. Von früh morgens bis spät am Abend schuftet er, macht Überstunden und übernimmt Sonderschichten, um nach oben befördert zu werden. Fleiß im Beruf ist sicherlich erforderlich, wenn man erfolgreich sein möchte, doch nicht zu jedem Preis. Planen Sie auch Zeit für Ihre Familie und Ihre Kinder ein. Sie sehen sie unter der Woche ohnehin nur sehr selten. Zumindest könnten Sie mit Ihrer Familie gemeinsam zu Abend essen und anschließend die Kinder ins Bett bringen und – ganz wichtig gerade auch für Väter – ihnen etwas vorlesen. Verbringen Sie Zeit mit Ihren Kindern, stärken Sie die Vater-Kind-Bindung damit ungemein. Was gibt es Schöneres, als vom eigenen Kind geliebt zu werden? Schließlich kommt auch die Zeit, die Sie mit Ihrem Kind verbringen, nicht wieder.

Schließlich braucht es auch engagierte Väter, um den Müttern ein Leben außerhalb des Haushalts und der Kinderversorgung zu ermöglichen. Frauen sind heutzutage ebenso gebildet wie Männer und auch sie wünschen sich, Karriere und Familie zu vereinen, um in den Genuss von beidem zu kommen. Geben Sie also Ihrer Partnerin die Chance, nach der Geburt und ggf. Elternzeit wieder in das Erwerbsleben einzusteigen, um den Anschluss nicht zu verpassen.

Insbesondere, wenn Väter Elternzeit nehmen, befürchten Sie Nachteile im Berufsleben. Darum entscheiden sie sich entweder vollständig gegen die Elternzeit, oder aber nur für wenige, vereinzelte Wochen und Monate. Es gibt tatsächlich Fälle, in denen Männer nach der Rückkehr in den Job nicht mehr ihren bisher erarbeiteten Status-Quo halten konnten. Der Abstieg oder das Treten auf der Stelle sind für jeden Mann der Albtraum, eine Blamage und es plagen ihn Selbstzweifel. Seine einstige Stärke und Schaffenskraft scheinen dahin. Doch seien Sie beruhigt, es handelt sich nur um wenige Ausnahmen. Die meisten Männer kehren ohne jeglichen Karriereknick an die bisherige Arbeitsstelle zurück, auch wenn Sie längere Zeit fehlten.

Familie gründen bedeutet Verantwortung übernehmen, nicht nur der Ernährer zu sein, sondern sich Haushalt und Kinder gemeinsam zu teilen. Ihre Partnerin wird das auch von Ihnen erwarten. Das bedeutet auch, sich nicht mehr nur um die Firma Gedanken zu machen, sondern früher Feierabend zu machen und die Wochenenden frei zu halten, um gemeinsam mit der Familie etwas zu unternehmen. Nur ein intaktes Familienleben wird Sie, Ihre Partnerin und Ihre Kinder langfristig glücklich machen. Treten Sie deshalb im Beruf ruhig etwas kürzer und zeigen Sie keine Angst vor fehlenden Aufstiegschancen. Es gibt verschiedene Modelle, die auch Sie als Vater nutzen können, etwa die Teilzeitarbeit.

Die größten Schwierigkeiten, Kind und Karriere unter einen Hut zu bringen, stellen das schlechte Gewissen dem Kind wie auch dem Arbeitgeber gegenüber, finanzielle Sorgen sowie die Doppelbelastung Beruf und Familie dar. Es handelt sich tatsächlich um einen klassischen Rollenkonflikt. Bisher waren Sie nur in der einen Rolle „Arbeitnehmer" tätig, in der Sie vollends aufgehen und die Erwartungen der Kollegen sowie der Chefs erfüllen konnten. Es gab da noch die Rolle des Lebensgefährten, die jedoch hinsichtlich der Erwartungen Ihrer Partnerin eine untergeordnete Rolle spielte. Schließlich richteten Sie bisher Ihr Privatleben wahrscheinlich an Ihren Arbeitszeiten aus. Damit ist klar, welcher Rolle Sie den Vorrang einräumten und welche Belange Sie hintanstellten. Doch nun sind Sie in der Vaterrolle, die viel von Ihnen abverlangt, insbesondere, dass Sie sich zugunsten des Familienlebens einschränken. Das betrifft auch das Arbeitsverhältnis. Oberste Priorität haben nun nicht mehr der Job und das Wohl der Firma, sondern das Wohl Ihrer kleinen Familie. Neue Erwartungen kommen auf Sie zu, alte fallen jedoch nicht weg. Gerade Ihr Arbeitgeber erwartet möglicherweise trotz der Geburt Ihres Sprösslings, dass Sie weiterhin alles geben und dazu bereit sind, Ihr Privatleben unterzuordnen. Der Rollenkonflikt verursacht in Ihnen Gewissensbisse, da sie beiden Anforderungen nicht so gerecht werden können, wie sich die Rollensender dies wünschen. Zu einem Dauerzustand sollte dies nicht werden, denn Sie werden laufend das Gefühl haben, niemandem gerecht werden zu können. Daher sollten Sie dringend das Gespräch mit Ihrer Partnerin sowie mit Ihrem Arbeitgeber suchen, um die Erwartungen Ihren persönlichen Bedürfnissen anzugleichen und zu einer Lösung zu gelangen. Diese kann durchaus darin bestehen, dass Sie im Beruf ein wenig zurücktreten müssen, sofern der Arbeitgeber nur wenig Verständnis für Ihre Perspektive als Familienvater aufbringt. Keinesfalls sollte die Entscheidung zulasten der Familie gehen, denn dann distanzieren Sie sich von Ihren Kindern, was die Eltern-Kind-Beziehung belastet.

Wichtig ist bei allen Diskussionen um Job und Familie, dass Sie und Ihre Partnerin an einem Strang ziehen und sich gegenseitig unterstützen. Finden Sie für sich beide eine Lösung, die durchaus auch ein Kompromiss sein kann. Sie beide haben sich für die Familie entschieden, also tragen Sie auch gemeinsam die Konsequenzen sowie die Verantwortung für ein glückliches Miteinander als kleine Familie.

Kapitel 9: Anekdoten

Was wäre das Vater-Sein ohne einige witzige Geschichten, die Ihnen nur mit Kindern so passieren. An meinen Vaterfreuden möchte ich Sie gerne teilhaben lassen und Ihnen zeigen, dass es sich lohnt, ein Familienmensch durch und durch zu werden.

Ich bin ein Papa, der gerne vorliest, und die Kinder hören scheinbar auch ganz gebannt zu – zumindest tun sie so als ob. Wie ich herausgefunden habe, dass sie gar nicht wirklich zuhören, sondern nur die beruhigende Stimme von Papa zum Herunterkommen brauchen? Nun ja, ich habe eben mal in die Geschichten einige Phrasen wie „Endoplasmatisches Retikulum" oder „Reputation" und „Break-even-Point" eingebaut und die Kinder dabei beobachtet. Ich hatte mir ein wildes Nachfragen, wie es meine Kinder sonst immer tun, erwartet. Doch keine Reaktion. Solange auf dem Cover des Buches ein Bauernhof und Tiere abgebildet sind und sich vielleicht auch noch im Buch einige Illustrationen finden, reicht ihnen das in Kombination mit meiner Stimme völlig aus, ohne den Inhalt zu begreifen.

Einmal gingen meine Partnerin und ich mit den Kindern in den Freizeitpark. Es hat ihnen sehr viel Spaß gemacht, mit den Karussells und Wasserbahnen zu fahren. Natürlich war Papa immer mit dabei und hatte genauso viel Spaß wie die Kids. Nur für die Schweinchen-Bahn, eine kleine Bahn mit Schweinchen als Gondeln, die durch einen schön gestalteten, kindgerechten Garten fuhr, war der Papa zu groß. Also setzten wir unsere Knirpse in die Bahn und schon ging's los. Gerade als die Bahn im Garten von der Station verschwand, rief einer meiner Söhne voller Begeisterung: „Papa, schau mal, ich bin das letzte Schwein!" Nun ja, was soll ich sagen, zumindest hat die Tatsache, dass ich ihn in die letzte der Schweinchen-Gondeln gesetzt habe, für einen ordentlichen Lacher bei den anderen Eltern gesorgt.

Einschulungstest an der Grundschule für unseren Ältesten. Er ist den ganzen Tag schon hibbelig und neben der Spur. Er zog seine Unterhose verkehrt herum an und auch bei den Schuhen stimmte etwas nicht. Er hatte sie ebenfalls vertauscht, was ihm sonst nie passierte. Also fuhren wir los und er wechselte auf der Fahrt zur Grundschule kein Wort mit mir, auch nicht als ich ihn fragte, ob er sich denn schon auf die Schule freue – nichts. Als wir dann dort ankamen, hat er die Übungen anstandslos und hervorragend absolviert und auch die Fragen der Lehrerin zu ihrer vollkommenen Zufriedenheit beantwortet. Ich war mächtig stolz auf meinen Kleinen, als die Lehrerin meinte, er sei seinem Alter schon voraus und könne sich gut artikulieren. Auf dem Heimweg war er dann redselig und hörte gar nicht mehr auf, Quatsch zu machen und zu plappern. Ich fragte ihn dann, weshalb er so nervös gewesen sei. Es stellte ich heraus, dass er dachte, er müsse vor die Zweitklässler treten und ihnen alle Fragen beantworten, die sie ihm stellten, und er hatte Angst, diese nicht beantworten zu können.

Mit den Kindern das erste Mal in der Kirche. Der Pfarrer in langem, schwarzem Gewand zieht ein und beginnt den Gottesdienst „Im Namen des Vaters und des Sohnes und des Heiligen Geistes. Amen." Kurze Stille. Die nutzte unserer mittlerer Sohn für eine Frage ans Publikum: „Papa, ist das jetzt der Zauberer?" Schallendes Gelächter in den Reihen um uns. Natürlich hatte auch der Pfarrer das gehört und gleich damit begonnen, dass er so etwas Ähnliches wie ein Zauberer sei. Er wandle heute den Wein in das Blut und das Brot in den Leib Christi. Natürlich hat er das kindgerecht erklärt und sie während des Vater Unsers auch mit nach vorne an den Altar geholt und ihnen die Wandlung gezeigt.

Familienausflug mit der Bahn. Wir waren in Richtung Berge zum Wandern unterwegs und der Zug war ziemlich voll. Das schöne Herbstwetter wollten alle ein wenig nutzen. Wir also auch. Meine Partnerin und ich beschlossen also, uns getrennt voneinander zu setzen und die Kinder aufzuteilen. Ich hatte unseren großen Sohn mit dabei und setzte mich in eine Vierersitzgruppe und nahm ihn auf den Schoß. Wir saßen direkt am großen Fenster und neben mir nahm noch ein junger Mann Platz. Gegenüber von mir hatte eine sehr dicke Frau, die beide Plätze in Anspruch nahm, Platz genommen. Plötzlich schießt es aus meinem Sohn heraus: „Papa, Papa, schau mal die Dicke, Dicke, Fette da." Ich wusste nicht so recht, was er mir mitteilen wollte, doch instinktiv schaute ich die Dame gegenüber an und sie mich. Sie bekam einen hochroten Kopf und ihr war die Situation genauso unangenehm wir mir. Es stellte sich heraus, dass mein Kleiner draußen am Bahnsteig eine Hummel gesehen hatte, die immer wieder gegen die Scheide flog, ihm aber das Wort „Hummel" einfach nicht einfiel. Nun ja, die Dame war an der nächsten Station ausgestiegen und die peinliche Situation wurde aufgelöst. Im Nachhinein fanden wir es alle ganz lustig.

Meine Partnerin war mit unserer kleinen Tochter in der Straßenbahn unterwegs, als eine stark geschminkte Frau das Transportmittel betrat und sich auf einen der leeren Plätze in der Nähe meiner beiden hinsetzte. Meine Tochter starrte die Frau andauernd an und meiner Partnerin wurde es langsam unangenehm, sodass sie sich so hinsetzte, dass unsere Tochter die Dame nicht mehr ansehen konnte. Die Kleine fragte meine Partnerin dann nur lauthals: „Mama, wieso darf ich den Clown nicht anschauen?" Die Frau fand es lustig und nahm es mit Humor. Sie meinte zu meiner Partnerin und meiner Tochter schließlich nur, dass man im Alter eben nachhelfen müsse, damit man nicht, wie eine verschrumpelte Omi aussieht. Dann doch lieber wie ein Clown.

Am selben Tag ein bisschen später waren meine Partnerin und unsere kleine Tochter gemeinsam im Einkaufszentrum. Dort war im Kassenbereich ein kleiner automatischer Wagen, der sich bewegte, wenn man Münzen einwarf. Meine Partnerin war gerade mit dem Bezahlen der Einkäufe beschäftigt, als meine Tochter fragte, ob sie denn dort hin dürfte. Sie willigte ein, sagte ihr aber, sie solle in Sichtweite bleiben, bis sie alles zusammengepackt und bezahlt hatte. Als es soweit war, hörte meine Partnerin meine Tochter schon von weitem voller Inbrunst singen: „Tuff, tuff, tuff, wir fahren in den Puff." Natürlich wusste die Kleine nicht, was es mit dem „Puff" auf sich hatte. Es hatte sich eben gereimt. Als meine Partnerin meinte, sie solle nicht mehr weitersingen, motivierte das unsere Tochter nur noch lauter zu singen: „Tuff, tuff, tuff, wir fahren in den Puff." Die vielen Leute, die vorbeikamen, mussten schmunzeln, doch meine Partnerin hätte in diesem Moment im Erdboden versinken können.

Als wir unsere Tochter erwarteten, erzählten wir es unseren beiden Söhnen, der Ältere war gerade in den Kindergarten gekommen. Er fragte meine Partnerin, wann denn das Kind in den Bauch gekommen sei. Ich antwortete an ihrer Stelle: „Nun ja, etwa seit April. Seit Ostern wächst ein Kind in Mamas Bauch." Mein Großer schaute mich erstaunt und mit offenem Mund an. „Papa, wenn ich das im Kindergarten erzähle, dass die Mama ein Kind vom Osterhasen bekommt!" Wir mussten alle lachen, besonders meine Partnerin und ich. Natürlich haben wir ihm gesagt, dass ich der Vater sein werde, wie ich auch sein Papa bin. Ganz kindgerecht erklärten wir den beiden Knirpsen, wie das Baby, das gerade im Bauch von Mama heranwächst, entstanden ist – mit viel Liebe und Papas Samen, den er in Mamas Körper gab. Die Jungs waren sichtlich von den Socken, zu was ihr kleines Zipfelchen später, wenn sie erwachsen sein würden, fähig war. Damit war der erste Schritt zur Aufklärung auch bereits getan.

Mein Mittlerer hat für sich die Waage im Bad entdeckt. Er wog damals 18 kg. Als ich mich gerade rasierte, stellte er sich alleine darauf und wartete das Ergebnis ab. Dann rief er vollkommen aufgebracht: „Papa, Papa, schau mal, ich wiege schon 14 Grad." Zum Glück hatte ich den Rasierer in dem Moment gerade abgelegt, sonst hätte ich mir vor Lachen wohl eine schöne Schnittwunde zugelegt.

Es ist Advent und die Kinder lernen in der Vorschule gerade alles über die Weihnachtsgeschichte. Sie führen sogar an Heilig Abend ein kleines Krippenspiel auf. Mein Großer hört überhaupt nicht auf, davon zu erzählen und die Lieder zu singen. Ununterbrochen spricht er von Maria, den Hirten, den drei Weisen aus dem Morgenland. Ganz besonders hatte es ihm aber der Josef angetan. Immer wieder erzählte er von Josef und davon, dass er mit Maria den weiten Weg nach Betlehem gegangen sei. Ich fragte ihn schließlich, ob er denn eigentlich wisse, wer Josef ist. Daraufhin mein Sohn voller Stolz: „Na, was denkst du denn, Papa?! Sicher weiß ich das. Das ist doch der Dennis." Selbstverständlich meinte er das Krippenspiel damit.

Liebe (werdende) junge Väter,

Sie sehen also, es lohnt sich, eine Familie zu gründen. Es ist nicht nur ein Abenteuer, auf das Sie sich einlassen, sondern Sie werden echte Lebensfreude spüren. Mit Kindern wird es nie langweilig. Sie bereichern das Leben in einzigartiger Weise und machen es vollkommen. Sicher, Ihr Kind wird Sie so manchen Nerv kosten und vielleicht ergrauen Ihre Haare auch schneller, doch vor allem die Vaterfreuden sind es, die Sie schon bald schätzen lernen werden: Ihr eigenes Fleisch und Blut aufwachsen zu sehen, die Fortschritte, die Ihr Sprössling macht, zu beobachten und mit ihm gemeinsam Zeit zu verbringen, zu spielen und es zu umsorgen. Gehen Sie mit viel Liebe und Hingabe an das Vater-Sein heran und werden Sie mit Ihrer Partnerin zu einem eingespielten Team, das so leicht nichts erschüttern kann. Ihre Kinder brauchen starke Eltern, damit aus ihnen wiederum starke Persönlichkeiten erwachsen können. Seien Sie also für die Familie da und werden Sie zu einem guten Papa. Ein Patentrezept gibt es hierfür nicht. Vielmehr ist es wichtig, dass Sie Ihrer männlichen und väterlichen Intuition vertrauen und an Ihrem eigenen Weg festhalten. Dann werden Sie schon bald ein geliebter und liebender

„Vater werden – Papa sein".

Kapitel 10: Checkliste-Vater werden

Habe ich entsprechende Telefonnummern von Bekannten/Freunden, wenn die Geburt bevorsteht? • Beispielsweise dann sinnvoll, wenn Sie Haustiere haben	
Urlaub in der Schwangerschaft? • Wir empfehlen einen möglichst frühen Urlaub, denn je näher der Geburtstermin desto riskante ist eine Urlaubsreise	
Haben Sie als Paar genug Ausgleich?	
Sind die Kinderprodukte alle sinnvoll bedacht?	
Wie wäre es mit einem Geburtsvorbereitungskurses? • Optimale Vorbereitung, sowohl für den Mann als auch die Frau	
Habe ich Kinderprodukte, die mit meinem Kind wachsen? • Spart langfristig Geld & schont die Umwelt • Besondere Vorsicht gilt bei Baby-Trinkflaschen • Besonders dort sind gute versteckte Bakterien-Ansammlungen häufig	
Sind alle notwendigen Papiere und Dokumente für mein baldiges Kind erledgt?	

Wissen Sie woher Sie die Geburtsurkunde Ihres Kindes bekommen? • I.d.R. direkt von der Krankenkasse! Dafür benötigt die Krankenkasse i.d.R. folgende Doku.: • Auszug aus Ihrem Heiratsregister (Wenn Sie verheiratet sind) • Ihre eigene Geburtsurkunde (Wenn Sie unverheiratet sind)	
(Nach der Geburt) Ist das Kindergeld beantragt?	
Ist das Mutterschaftsgeld beantragt? **Achtung!** • Antrag muß spätestens 7 Wochen vor dem Geburtstermin bei der Krankenkasse vorliegen • ANSONSTEN kann die Krankenkasse es verweigern • UND je nach Krankenkasse unterschiedlich!!	
Ist die Elternzeit für Sie beide beantragt? • Achtung! Frauen haben in Ihrer Schwangerschaft einen Kündigungsschutz, dieser steht den Männern nicht zur Verfügung! • Halten Sie bzw. Sie beide regelmäßigen Kontakt zur Ihrem Arbeitsplatz/Arbeitgeber, so fällt Ihnen der spätere Einstieg leichter • Achtung! Sie dürfen und sollten an beruflichen Qualifizierungsmaßnahmen während der Elternzeit teilnehmen!	

Paßt die Elternzeit? Überschneidet Sie sich mit einem wichtigen Termin?

- Stiefväter können, solange das Kind nachweislich bei Ihm bzw. er mit dem Kind wohnt, ebenfalls Elternzeit beantragen!!!

(Wenn Sie nicht verheiratet sind) Ist die Anerkennung der Vaterschaft notwendig (egal ob nach oder vor der Geburt)

- Ebenso wichtig ist der Antrag auf Erziehungsberechtigung (50/50) – Nachweis gegenüber dem Jugendamt

- Bzw. eine Sorgeerklärung beim Jugendamt einreichen

Ist das Elterngeld schriftlich beantragt?

Notwendige Dokument:

- Die Familienmeldebescheinigung wird benötigt

- Geburtsbescheinigung des Kindes

- Nachweise zum Einkommen vor der Geburt!

- Bescheinigung der Krankenkasse, bezüglich dem Muttergeld

- Bescheinigung des Arbeitgeberzuschusses zum Muttergeld

- Ihre Angabe über die geplante Arbeitszeit während Sie Elterngeld beziehen

- Wenn Sie selbständig sind, dann wird nur Ihr elektronischer Lohnsteuerbescheid des letzten Steuerjahres benötigt

Wichtig:

Das Elterngeld kann maximal 3 Monate rückwirkend gezahlt werden. Ansonsten verschenkte Geld!!!

Änderung der Lohnsteuerkarte • Bei Vorlage der Geburtsurkunde Ihres Kindes profitieren Sie vom Kinderfreibetrag!!	
Ist das Kind versichert? Am besten über Ihre eigene Versicherung! **Achtung!!** • Wenn Sie privat versichert sind und die Versicherung Ihres Kindes über Ihre eigene Versicherung laufen lassen, kann es teuer werden!!	
Bin ich als zukünftiger Vater auf die Geburt optimal vorbereitet? • Massage-Hilfe für Ihre Frau • Entspannungsübungen	
Freistellung für den Geburtstermin? • Rechtlich gesehen werden Sie von Ihrem Arbeitgeber nicht freigestellt	
Haben Sie einen Kinderarzt Ihres Vertrauens?	
Haben Sie sich eventuell schon um eine Kita-Stelle für Ihr Kind gekümmert? • Achtung! tatsächlich ist es in Deutschland mittlerweile so, daß der Platz an Kitas oftmals und mindestens ein Jahr schon ausgebucht ist!!	
Berufsunfähigkeitsversicherung? • Laut deutscher Statistik (Vorsicht) wird jeder 4 bei oder nach der Geburt berufsunfähig!	